Recherches Anatomiques,

Chimiques et Pharmaceutiques

sur le Pin d'Alep

MONTPELLIER

Imprimerie Générale du Midi

Janvier 1913

Recherches anatomiques, chimiques et pharmaceutiques

SUR LE

PIN D'ALEP

ET SES PRODUITS DE SÉCRÉTION

PAR

G. ROZÉ

Docteur en Pharmacie
Ancien interne des hôpitaux

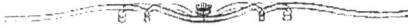

MONTPELLIER
IMPRIMERIE GÉNÉRALE DU MIDI
1913

A Monsieur le Professeur Louis PLANCHON

Professeur de Matière Médicale a l'Université de Montpellier

Hommage de respectueuse gratitude

A mon ami Monsieur A. JUILLET

Docteur Ès-Sciences

Chef des Travaux de Micrographie a l'École Supérieure de Pharmacie

de Montpellier

G. R.

Recherches Anatomiques, Chimiques et Pharmaceutiques

SUR

LE PIN D'ALEP ET SES PRODUITS DE SÉCRÉTION

INTRODUCTION

Le Pin d'Alep ou Pin de Jérusalem, *Pinus halepensis* Mill.,
Pinus Tibulus Plin., *Pinus, maritima prima* Matth., *Pinus
Genuensis* Cook, *Pinus hierosolymitana* Duham, a été jus-
qu'ici trop bien décrit par les auteurs qui se sont occupés des
Conifères en général ou du Pin d'Alep en particulier, pour
qu'il soit utile de donner une description nouvelle. Je me
contenterai donc de reproduire celle qui a été donnée par
Louis Planchon (1912[3]) :

« Le *Pin d'Alep* est un arbre facile à caractériser. Sa taille
est assez élevée, 10 à 15 et jusqu'à 25 mètres dans les sols
profonds, et dans les terrains maigres il atteint 15 et 18 mètres. La tête, que l'on dit souvent arrondie, est en réalité
irrégulière, mais assez souvent, en effet, plus ou moins
ronde, bien différente pourtant de la large tête hémisphéri-
que du *Pin parasol* ou Pin Pignon (*Pinus Pinea* L.). La tête
du Pin d'Alep est relativement grande, eu égard à la hauteur

et à la gracilité relative du tronc : le Pin sylvestre, par exemple, a un fût plus épais et presque toujours très droit.

» Le TRONC du Pin d'Alep est, en effet, facilement tortueux, et il est bon que les plantations soient d'abord très serrées pour diriger les axes le plus verticalement possible. Comme ce tronc, ainsi qu'on vient de le voir, est relativement grêle, il est aussi facilement courbé par les vents dominants, dont l'influence s'ajoute à sa tendance naturelle à s'infléchir en divers sens. Il est à remarquer aussi qu'une fois couché, il ne se redresse pas. De là, quelques inconvénients, d'ailleurs sans grande importance, au point de vue de la facilité du gemmage. Ce tronc est recouvert d'une *écorce* crevassée, mais assez peu profondément, analogue cependant à celle de la plupart des pins, et de couleur générale grise, bien moins rougeâtre que celle du Pin Pignon et surtout que celle du Pin sylvestre ou Pin maritime. La résine abonde à peu près en toute saison dans le bois de ce tronc et découle à la moindre blessure, quelquefois même spontanément.

» Les BRANCHES qui naissent sur l'axe sont très irrégulières, étalées à angle très ouvert, quelquefois presque horizontales. Elles se ramifient abondamment, sont terminées par des bourgeons petits et grêles, très distincts des gros bourgeons du Pin sylvestre (dits *Bourgeons de sapin*), et disparaissent par mort naturelle sur une hauteur relativement assez grande, surtout si la plantation est un peu serrée. Isolé, l'arbre peut conserver très longtemps ses branches basses et l'aspect général devient alors très ornemental. Pour conserver au bois sa valeur, on doit, comme pour tous les résineux, laisser disparaître spontanément ces rameaux. On évite ainsi les tares qu'amène presque toujours la section des branches vivantes, même faite à une certaine distance du tronc.

» Ce tronc haut et grêle, surmonté d'une tête volumineuse et assez lourde que le vent balance facilement, tient au sol par des racines superficielles, étalées en surface et à peu près sans pivot. Aussi par les grands vents, ou après que des pluies abondantes ont détrempé le sol, ou encore lorsqu'une chute de neige un peu adhérente est venue alourdir la cime, arrive-t-il que l'arbre est déraciné, surtout si le sous-sol est rocheux ou très dur. C'est un de ses défauts, d'autant plus sérieux qu'un Pin d'Alep couché ne peut être relevé.

» Les FEUILLES de cet arbre sont linéaires, dressées, assez raides, aiguës, lisses ou vaguement striées en long, parcourues à la face supérieure par un sillon, arrondies sur la face inférieure ou externe. Ces feuilles relativement courtes ont de 4 à 8 centimètres de long ; elles sont rapprochées au sommet des rameaux et réunies deux par deux dans une gaine membraneuse commune, assez courte. Elles tombent facilement et abondamment en formant un humus épais, favorable à la production du sous-bois.

» La teinte générale du FEUILLAGE est d'un vert un peu plus gai, plus pâle que chez la plupart des autres pins, en particulier que les Pins Pignon ou sylvestre. Les pins jeunes surtout, très fréquents dans les sous-bois, ont un feuillage vert glauque.

» Les CHATONS MALES, allongés et oblongs, serrés en épis, sont dépassés par les feuilles. Ils ne paraissent pas très caractéristiques.

» Les CÔNES sont plus importants. Ils sont de dimension un peu variée, mais toujours petits, et déjà diffèrent, par ce seul caractère, des cônes des autres pins subspontanés dans notre région. D'abord oblongs et coniques, souvent un peu courbes, ils sont aigus au sommet et arrondis à la base, portés isolément en grand nombre sur les branches et toujours réfléchis en arrière, sur un pédoncule court. Ils sont formés d'écailles brun rougeâtre, obovales, avec un large écusson irrégulièrement rhomboïdal, à bord supérieur arrondi, à surface presque plane, portant seulement une légère carène transversale et un petit mamelon central obtus, bien visible, mais peu saillant. Les cônes écartent à la maturité (qui est très lente) la plupart des écailles, sauf les inférieures, plus petites. Ils persistent très longtemps sur le vieux bois, après la chute des graines, et c'est une caractéristique importante de l'espèce, que l'abondance sur les branches, de ces cônes ouverts datant de plusieurs années et devenus gris foncés ou noirâtres.

» Quant aux GRAINES, extraordinairement abondantes, petites et de forme ovale à sommet arrondi, elles sont, en outre, caractérisées par leur aile membraneuse allongée à sommet obtus et quatre ou cinq fois plus longue que la graine elle-même. »

Le PIN D'ALEP comprend, d'autre part, un certain nombre de variétés considérées pendant longtemps comme autant d'espèces distinctes, ce qui complique la synonymie. Telles sont le *Pinus halepensis* variétés *Pithyuza*, *Abasica*, *brevifolia*, *variegata*, *rotundata*.

Ces variétés sont en rapport avec la distribution géographique de cette plante, ses origines et les variations qu'ont dû entraîner ses localisations très diverses.

Le *P. halepensis* est avant tout une espèce caractéristique de la zone méditerranéenne, aimant la chaleur, les fortes insolations et les terrains perméables où l'humidité ne peut persister. Indifférent à la nature du sol, il accepte aussi bien les terrains les plus arides que les terres profondes, ces dernières lui assurant cependant un port plus puissant. Seule, une humidité persistante lui paraît être funeste, ce qui explique l'arrêt de son développement dans la zone aquitanienne.

En résumé « le Pin d'Alep est une essence nettement « et exclusivement méditerranéenne, recherchant les climats « secs, fuyant les climants humides, tout à fait indifférente « quant à la nature du sol, venant très bien sur les sols lé- « gers et profonds, acceptant volontiers les plus mauvais. » FLAHAUT CH. (1911).

Il ne semble pas que le Pin d'Alep soit spontané dans toute son ère actuelle. Les documents paléontologiques des tufs de Marseille montrent cependant qu'il a été spontané dans notre région à cette époque, mais les sujets que l'on y observe actuellement auraient été importés depuis un temps immémorial.

Originaire de l'Orient, comme l'indique suffisamment son nom de PIN D'ALEP ou de «PIN DE JÉRUSALEM» le *P. halepensis* s'observe sur tout le pourtour et dans presque toutes les îles de la Méditerranée. Il est abondant dans la zone méditerranéenne asiatique (Syrie, Asie Mineure) ; il existe également, mais plus ou moins, sur tout le littoral africain, depuis le Maroc jusqu'à l'Egypte et sur tout le littoral européen. On ne l'observe cependant que dans des régions basses, au voisinage plus ou moins immédiat de la mer, jamais à une altitude supérieure à 400 mètres dans l'Hérault, mais dans les Alpes-Maritimes, on l'observe encore à 1.000 mètres. Tout à fait littoral dans les Balkans, il atteint en France les départements de Vaucluse et de l'Ardèche, dépassant la Durance, et atteignant presque le Mont Ventoux.

Mêlé au Pin Pignon, il couvre, des Alpes-Maritimes aux Bouches-du-Rhône, presque toute la Provence littorale, formant dans cette région quelques belles forêts (il couvre, dans les Bouches-du-Rhône, près de 53.000 hectares). Dans le Gard, l'Hérault, l'Aude, les Pyrénées-Orientales, il est subordonné au chêne vert et forme surtout des bosquets épars, mais innombrables. FLAHAUT CH. (1911) et PLANCHON (1912[1]).

Dans toute la région qu'il habite, le Pin d'Alep était considéré, jusqu'à ces dernières années, comme une essence forestière présentant peu d'intérêt. D'une croissance très rapide, il n'offre que des qualités très inférieures comme bois d'œuvre et ses usages étaient limités à la caisserie en France, à la construction d'embarcations légères en Autriche. L'écorce est employée en Dalmatie, en Provence, etc., pour la teinture et la tannerie ; les branches de petites dimensions servent à la préparation d'un charbon de bois très apprécié ou au chauffage des fours de boulangers. Cependant, depuis quelques années, l'attention du monde forestier et des personnes qui s'intéressent aux reboisements a été attirée de nouveau sur le Pin d'Alep, dont la valeur résinière venait d'être mise en évidence.

L'exploitation résinière du Pin d'Alep était cependant fort ancienne dans les Bouches-du-Rhône et plus particulièrement dans la région de Salon. La découverte de vieilles poutres de Pin d'Alep ayant très certainement subi le gemmage (découverte faite à la suite du tremblement de terre qui ravagea cette région en 1908), les recherches et les indications très précieuses fournies par M. Julien, de Lambesc, dont la famille exploite sans interruption les bois de cette région depuis 1791, permettent de se convaincre qu'au XVIe siècle le gemmage du Pin d'Alep était déjà appliqué dans cette contrée. Cette exploitation, localisée jusqu'à ces derniers temps, est aujourd'hui en voie d'extension. C'est ainsi que, dans le département d'Oran, l'extraction de la résine est appliquée sur de très vastes espaces et que, dans l'Hérault, deux exploitations résinières sont actuellement en plein rapport.

En outre, le Pin d'Alep devenait une essence forestière des plus intéressantes ; les tentatives de reboisement qui intéressent si vivement tant de généreuses initiatives trouvaient en lui une espèce réunissant pour les propriétaires des avantages considérables : indifférence à la nature du sol, sobriété remarquable, croissance rapide, mise en valeur à peu de frais de terrains absolument inutilisables, revenu très sérieux assuré par l'exploitation résinière, qui ne paraît pas trop gêner le développement de l'arbre. Le Pin d'Alep se révélait donc comme une source inappréciable de richesses et les tentatives de reboisement des garigues désolées de l'Hérault et du Gard trouvaient en lui un appui précieux.

Aussi ai-je été très heureux d'être chargé par M. le Professeur Louis Planchon d'une étude d'anatomie botanique sur cette espèce à l'ordre du jour, et grande serait ma satisfaction si je croyais l'avoir aidé dans l'œuvre qu'il a entreprise pour le bien et la richesse de la région méridionale. Ce ne serait qu'un faible témoignage de ma profonde gratitude.

J'ai été guidé aussi dans mes recherches par M. Juillet, chef des travaux pratiques de micrographie à l'Ecole de pharmacie. Avec une inépuisable complaisance, il a bien voulu chaque jour contrôler mon travail. Le concours de ses connaissances scientifiques m'a été trop utile pour que je ne profite pas de l'occasion de le remercier ici, en l'assurant de ma sincère amitié.

Mon travail est très modeste. Je ne pouvais reprendre l'étude botanique complète du Pin d'Alep, ni refaire l'analyse chimique intégrale de ses produits résineux. C'eût été presque inutile, ces études ayant déjà été faites, soit en partie, soit en totalité. J'ai préféré m'en tenir à une étude morphologique et anatomique des organes végétatifs : racine, tige, feuilles, en insistant d'une façon toute particulière sur les organes sécréteurs. Je me suis appliqué à utiliser mes observations pour m'assurer de la valeur du procédé de résinage, chercher un perfectionnement et me rendre compte du bien fondé des allégations des résiniers sur le mode de traitement, l'orientation de l'arbre etc., ce qui n'avait fait encore l'objet d'aucune recherche spéciale.

Cette partie principale de mon travail comprend l'étude anatomique :

1° De la racine ;

2° De la tige ;

3° Des écailles foliaires et des feuilles ;

4° Du système sécréteur de la tige, qui, vu son importance pratique, formera un chapitre spécial.

A cette étude botanique, j'ai joint les résultats de recherches sur les constantes physiques et chimiques de l'essence de térébenthine du Pin d'Alep, constantes bien connues, mais que je devais vérifier à nouveau, les échantillons dont je disposais étant d'origines absolument authentiques.

M. le Professeur Imbert à bien voulu me permettre de faire cette partie de mon travail dans son laboratoire. J'ai pu ainsi profiter des conseils du Maître et user largement de sa bienveillance. Qu'il me permette, en échange, de lui présenter l'expression de toute ma reconnaissance.

Enfin, j'ai essayé de substituer, dans quelques préparations inscrites au Codex, ou d'un usage courant, à la résine et aux dérivés de la résine du Pin sylvestre, la résine et les dérivés de la résine du Pin d'Alep. Cette étude de pharmacie galénique présentait quelques avantages pour l'application pharmaceutique des produits du Pin d'Alep.

Les conseils de M. le Professeur Astruc m'ont beaucoup facilité cette dernière partie de mon travail : je le prie de vouloir bien accepter mes sincères remerciements.

CHAPITRE PREMIER

ETUDE MICROGRAPHIQUE
DES ORGANES VEGETATIFS DU PIN D'ALEP

Racine

Les coupes transversales faites vers le milieu de la racine du
P. halepensis, en voie de germination (racine de 1 c.m.

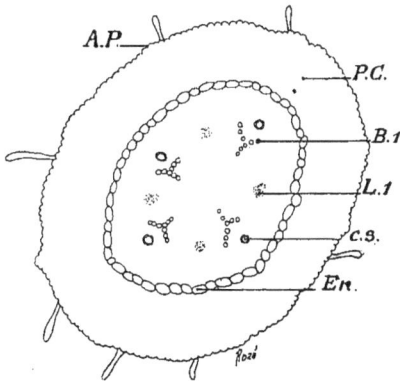

Fig. 1. — Racine en germination coupe transversale. — *A. P.*, Assise
    pilifère; *B.¹*, Bois primaire; *c. s.*, canal sécréteur; *En.*,
    Endoderme; *L.¹*, Liber primaire; *P. C.*, Parenchyme cor-
    tical. — Gr. = 60 diam.

de long sur 8 m.m. de diam.) montrent la structure primaire
suivante (*fig. 1*) ;
    La coiffe a en ce point complètement disparu, laissant place

à l'assise pilifère, dont on peut suivre le développement selon l'emplacement des coupes. Mais je n'ai pas pu observer, sur ces poils absorbants, les plissements lignifiés signalés par VAN TIEGHEM (1891[2]). Cependant après la chute de l'assise pilifère, le parenchyme cortical est dans sa région externe entièrement lignifié et non subérisé, comme l'ont montré les réactifs spéciaux (phloroglucine, vert d'iode, etc.), fait déjà observé par VAN TIEGHEM, ce qui me laisserait penser que mes coupes ont été faites dans une région déjà trop âgée pour que les plissements qu'il signalait soient encore apparents.

Le parenchyme cortical sous-jacent est cellulosique, assez développé, sans formations spéciales. Les cellules sont petites, arrondies et pourvues de nombreux méats. L'endoderme est très nettement différencié. Il est constitué par une rangée de cellules formant un cercle complet autour du cylindre central ; les parois de ces cellules sont entièrement subérisées et les membranes radiales présentent parfois, assez nettement, la bandelette subéreuse plissée si fréquente chez les endodermes. Le cylindre central est relativement très développé. Le péricycle est représenté par cinq ou six rangées de cellules petites, riches en amidon.

De très bonne heure, on voit se différencier, dans ce tissu, un certain nombre de canaux sécréteurs. Puis, de chaque côté du canal, apparaît, aux dépens du péricycle, une lame de vaisseaux annelés ou spiralés. Ces lames se réunissent bientôt en formant au-dessus du canal une gouttière, dont le sommet se prolonge alors vers la moelle par quelques vaisseaux de bois qui donnent à chaque faisceau ligneux, l'aspect d'un Y dont les branches enserrent plus ou moins le canal sécréteur. Cette disposition a été signalée par plusieurs auteurs et en particulier par VAN TIEGHEM (1891[3]). Elle s'ob-

serve aussi, d'après lui, chez les *Picea*, *Larix* et *Pseudotsuga*
ces derniers offrant sur ce point les plus grandes analogies
avec les *Pinus*. Enfin, l'origine péricyclique des canaux sécréteurs a été également observée, par cet auteur, dans la racine des *Araucaria*, *Dammara*, *Stachycarpus*.

Les faisceaux libériens, petits, sont placés entre les faisceaux de bois. Ils sont, jusqu'à un certain âge, peu apparents.

L'hypocotyle ici très développé (45 millimètres environ pour

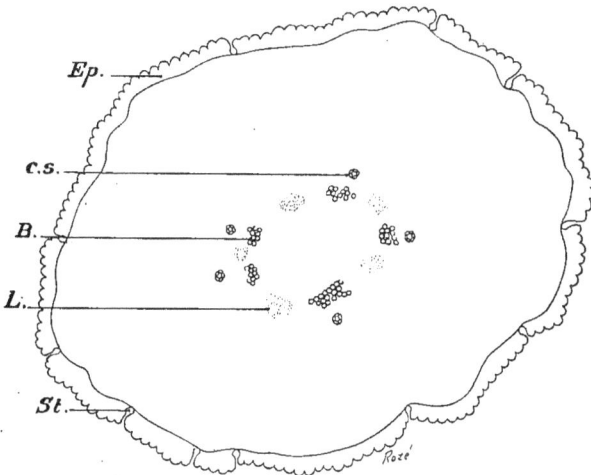

Fig. 2. — Hypocotyle : coupe transversale à 5 mm. du nœud cotylédonnaire. — *B.*, Bois; *c. s.*, canal sécréteur; *Ep.*, Epiderme; *L.*, Liber; *St.*, Stomate. — Gr. = 60 diam.

des germinations de 15 jours), présente sur toute son éten-
due, c'est-à-dire jusqu'au nœud cotylédonnaire une structure
presque identique à celle qui vient d'être décrite. En effet,
on voit ici encore les faisceaux libériens alterner avec les faisceaux de bois cunéiformes, tandis que le péricycle se creuse,
en face de chaque faisceau ligneux, d'un canal sécréteur qui
est en somme en continuation directe avec les canaux sécré-

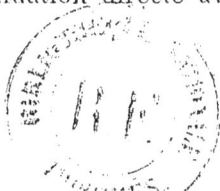

2

teurs déjà signalés dans la radicule. Mais l'endoderme n'est plus différencié par la subérification de ses membranes et un épiderme très nettement caractérisé, pourvu même de stomates, recouvre l'hypocotyle sur toute sa surface (*fig. 2*).

Cet allongement de l'hypocotyle porte ici sur la rhizelle,

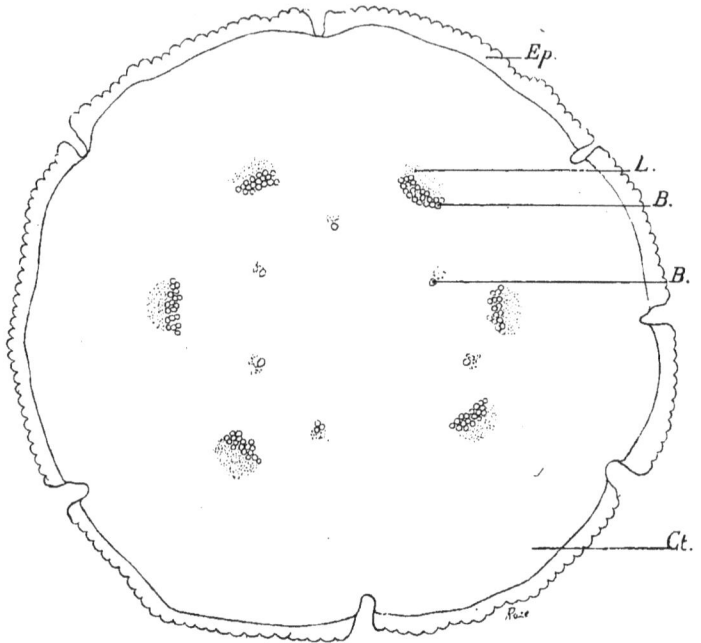

Fig. 3. — Hypocotyle : coupe transversale passant par le nœud coty-lédonnaire. — *B.*, Bois ; *Ct.*, Base d'un cotylédon ; *L.*, Liber ; *Ep.*, Epiderme. — Gr. = 60 diam.

comme l'a d'ailleurs indiqué VAN TIEGHEM (1891[3]). Mais un peu avant le nœud cotylédonnaire, de profondes modifications apparaissent dans la structure de la stèle.

Sous chaque faisceau libérien, les cellules parenchymateuses en contact avec ce tissu conducteur se différencient en

assise génératrice qui s'étend bientôt jusqu'au niveau des faisceaux ligneux cunéiformes. Peu à peu, le liber et le bois forment un anneau continu où le liber occupe ra région externe,
et à ce moment, les canaux sécréteurs, qui étaient encore visibles au-dessus des faisceaux ligneux, ont disparu.

Un peu au-dessus de ce point, c'est-à-dire au niveau du
nœud cotylédonnaire, les coupes présentent un certain nombre d'incisions marginales correspondant aux cotylédons. Le
système vasculaire, qui formait précédemment un anneau continu, s'est fragmenté en faisceaux libéro-ligneux distincts et
chacun de ces derniers se trouve alors placé en facé du cotylédon auquel il est destiné, comme le montrent d'ailleurs les
coupes en série.

Entre chaque faisceau libéro-ligneux cotylédonnaire, existe,
placé plus profondément, un petit faisceau libéro-ligneux réduit à quelques éléments vasculaires, cependant bien diffé-
renciés (*fig*. 3). Ce sont les faisceaux de la tigelle qui, à cet
âge, est encore réduite à quelques dixièmes de millimètres,
y compris son bourgeon terminal. Cette structure m'a été
révélée avec assez d'exactitude par les coupes en séries que
j'ai pu faire sur des embryons de cet âge.

Une jeune racine de 2 m. m. de diamètre (*fig*. 4) a une section transversale irrégulièrement arrondie, déchiquetée sur
les bords. L'écorce en est particulièrement intéressante.

Baucoup plus développée que dans la racine précédente,
elle occupe ici la moitié du rayon. Elle est constituée par un
parenchyme cellulosique, à parois minces et présente à cet
âge des formations secondaires très importantes.

En effet, le péricycle a pris ici les fonctions d'une assise
génératrice et a donné naissance à un anneau formé d'une assise de sclérites qui, sur quelques points, sont doubles ou

triples et placés entre deux zones subéreuses. Des bandes subéreuses persistent dans l'épaisseur du tissu scléreux. Ces
formations déterminent à brève échéance, l'exfoliation complète du parenchyme extérieur par l'apparition d'un péri-

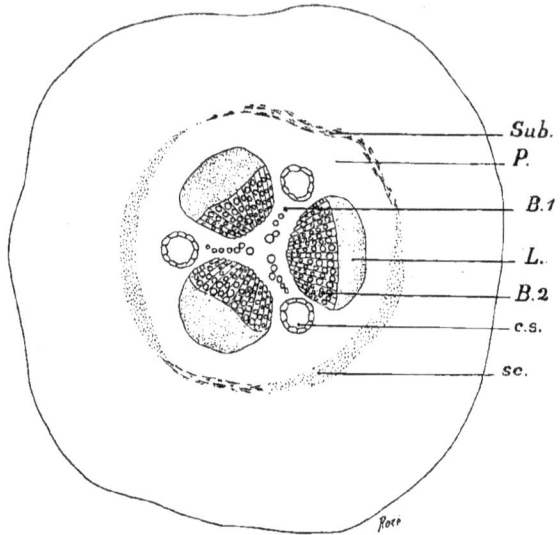

Fig. 4. — Racine jeune : coupe transversale. — B.¹, Bois primaire; B.²,
Bois secondaire; c. s., Canal sécréteur; L., Liber; P.,
Parenchyme; sc., Sclérites; Sub., Suber. — Gr. = 60 diam.

derme péricyclique. Ce tissu subéro-scléreux est séparé des
tissus vasculaires par plusieurs assises cellulosiques d'origine
secondaire. Le suber n'offre rien de spécial. Le sclérites, en
revanche (fig. 5), sont formés très nettement par l'assise génératrice et il est aisé d'en suivre le développement sur les coupes. Leurs parois sont très fortement épaissies, canaliculées,
avec zones d'épaississement assez accentuées. Très souvent
cet épaississement ne porte que sur une partie de la membrane, donnant ainsi à ces cellules, dans les coupes, une for-

ne de fer à cheval, la membrane épaissie étant toujours tour-
née vers l'extérieur de la racine.

Les faisceaux libéro-ligneux sont constitués par des faisceaux de bois primaire alternant avec des faisceaux libéro-

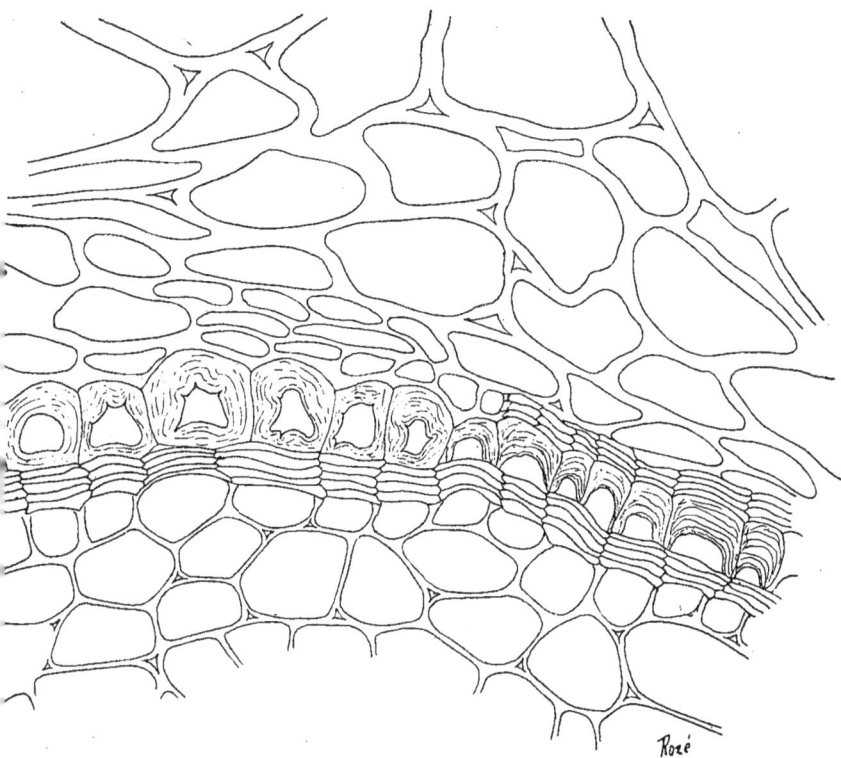

Fig. 5. — Assise subéro-scléreuse déterminant l'exfoliation du parenchyme extérieur dans la racine jeune. — Gr. = 380 diam.

ligneux secondaires. Le cambium apparaît, comme j'ai pu
d'ailleurs m'en rendre compte sur les germinations, sous les
faisceaux de liber primaire.

Chaque faisceau de bois primaire est accompagné, à l'extérieur, d'un canal sécréteur.

La moelle ne présente rien de spécial.

L'écorce d'une racine de 3 m.m. 5 de diamètres (*fig.* 6) n'occupe plus que le tiers du rayon. Cette diminution considérable dans l'épaisseur de l'écorce s'explique par la disparition totale du parenchyme cortical de la racine primaire.

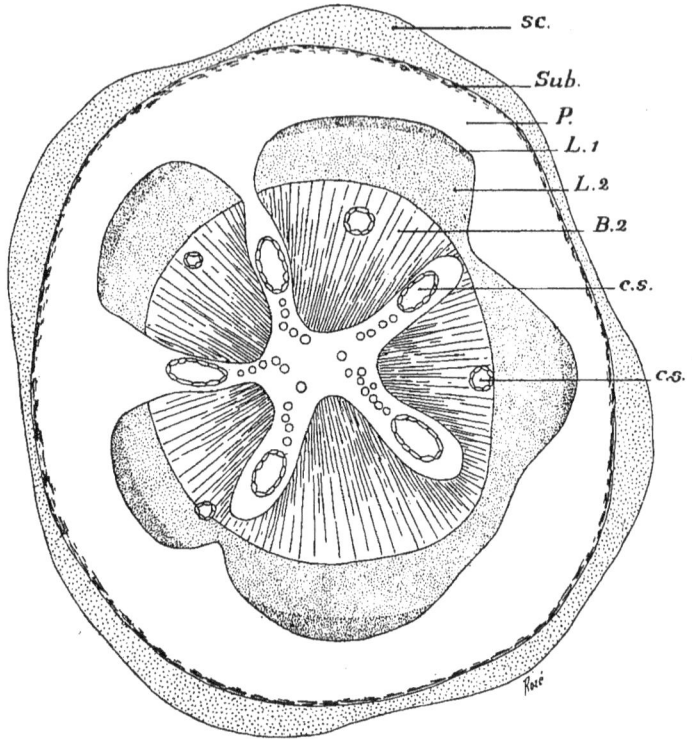

Fig. 6. — Racine jeune après exfoliation de son parenchyme cortical. — *B.²*, Bois secondaire; *c. s.*, Canal sécréteur; *L.¹*, Liber primaire; *L.²*, Liber secondaire; *P.*, Parenchyme; *sc.*, Sclérites; *Sub.*, Suber. — Gr. = 50 diam.

Actuellement, l'écorce de la racine est constituée uniquement par l'assise de suber et de sclérites et par le parenchyme sous-jacent dont nous connaissons maintenant l'origine commune. Le suber et les sclérites qui l'accompagnent ne présentent aucun caractère nouveau. L'exfoliation y est intense et la régénération du suber en est aussi des plus actives. Les sclérites forment autour de la racine une enveloppe externe continue. Ce fait s'explique par l'origine même des sclérites, ces derniers étant dus uniquement ici à un épaississement et une incrustation des membranes du suber.

Les faisceaux libéro-ligneux se sont en partie fusionnés, tendant à former un anneau libéro-ligneux continu. Le liber

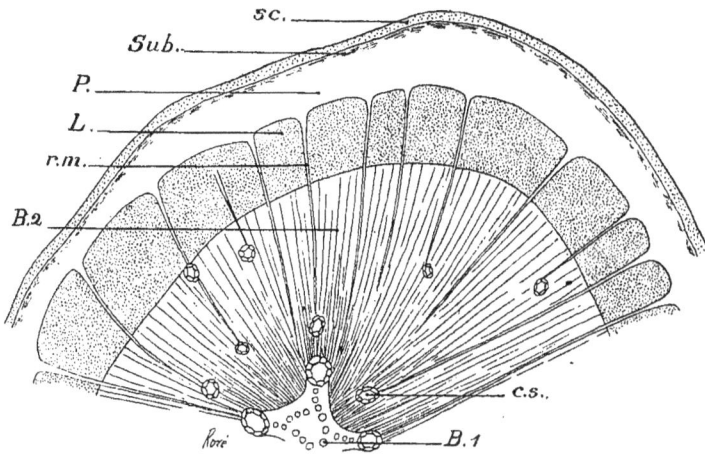

Fig. 7. — Coupe transversale d'une racine de 3 m.m. 5 de diamètre. — B.¹, Bois primaire; B.², Bois secondaire; c. s., Canal sécréteur; L., Liber; P., Parenchyme; r. m., Rayon médullaire; sc., Sclérites; Sub., Suber. — Gr. = 16 diam.

est parcouru par des rayons médullaires à une, deux ou trois assises de cellules. Les tubes libériens sont étroits, à cavité souvent comprimée. Les plaques criblées ne sont visibles que sur les coupes longitudinales. Enfin, on observe dans ce liber de longues cellules contenant de nombreux prismes d'oxalate de calcium. Le bois secondaire n'offre rien de particulier. Les vaisseaux sont alignés en files régulières, avec, sur leurs parois radiales, de belles ponctuations aréolées.

On observe, dans ce bois secondaire, des canaux sécréteurs en activité, et au niveau du cambium, de rares canaux sécréteurs en formation. Les faisceaux de bois primaire sont d'autant plus faciles à reconnaître et à caractériser que le canal sécréteur qui accompagnait chacun d'eux dans la coupe précédente se montre ici plus différencié encore.

Cette structure est définitive. Les racines de 1 c.m. de diamètre et les racines plus volumineuses encore ne présenteront aucun organe essentiel nouveau. Le suber et les sclérites s'observent toujours au-dessus d'un parenchyme cortical de plus en plus réduit. Le liber (*fig.* 7) forme avec le bois un anneau continu dont l'épaisseur va naturellement en s'accroissant avec l'âge. La moelle est de dimensions de plus en plus réduites et montre toujours les faisceaux ligneux primaires accompagnés de leur canal sécréteur.

Système sécréteur de la racine

Les canaux sécréteurs de la racine sont de deux ordres. Les uns sont d'origine exclusivement primaire, les autres d'origine secondaire, mais ils sont tous schizogènes.

Les canaux d'origine primaire ne s'observent dans la racine que dans le cylindre central, au-dessus de chaque faisceau ligneux, comme il a été indiqué plus haut. J'ai pu, sur les germinations, suivre le développement de ces canaux sécréteurs. Ils sont déjà visibles sur des plantules âgées de dix jours, et les coupes transversales pratiquées alors dans la ra-

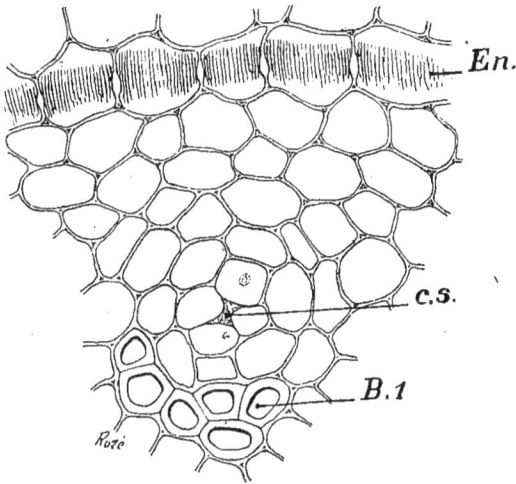

Fig. 8. — Formation d'un canal sécréteur primaire dans la radicule.
— B.¹, Bois primaire; *c. s.*, Canal sécréteur; *En.*, Endoderme. — Gr. = 380 diam.

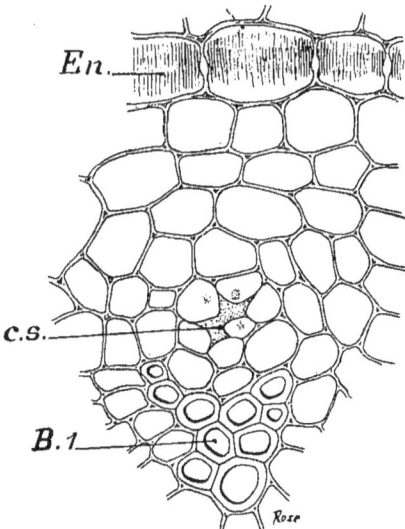

Fig. 9. — Formation d'un canal sécréteur primaire dans la radicule.
— B.¹, Bois primaire; *c. s.*, Canal sécréteur; *En.*, Endoderme. — Gr. = 380 diam.

cine, à un ou deux millimètres du sommet, les montrent formés, comme je l'ai déjà dit, aux dépens du péricycle et avant l'apparition de tout système vasculaire.

Cette différenciation si précoce des canaux sécréteurs, a d'ailleurs été observée (VAN TIEGHEM, 1894[3]) dans la racine de diverses espèces des genres *Pinus* et *Pseudotsuga*. Deux cellules péricycliques se cloisonnent, puis les cellules qu'elles ont engendrées s'écartent peu à peu, provoquant ainsi la formation d'un méat qui, s'élargissant, forme le lumen du canal sécréteur (*fig.* 8 et 9). En aucun moment je n'ai pu constater de déchirure de membrane.

Ces canaux sécréteurs s'accroissent rapidement (*fig.* 10), et pendant assez longtemps, à tel point qu'en sectionnant une racine de 5 c. m. de diamètre, et en pratiquant dans la moelle de cette racine quelques coupes transversales, ces canaux sécréteurs, considérablement développés, sont alors visibles à l'œil nu.

Les canaux sécréteurs médullaires sont les seuls canaux primaires de la racine.

Les canaux sécréteurs secondaires sont, eux, uniquement localisés dans le bois secondaire. Ils sont formés au contact du cambium. Le méat du canal sécréteur apparaît alors de très bonne heure. Les cellules sécrétrices sont entourées par une enveloppe d'un tissu qui, par la suite, restera toujours cellulosique. Ces canaux sécréteurs affectent, vis-à-vis des rayons médullaires, des relations assez constantes. En effet, il est à remarquer que les canaux sécréteurs sont toujours placés au voisinage immédiat des rayons médullaires, qui semblent jouer un rôle prépondérant dans le drainage vers l'écorce, à travers le bois, des produits résineux formés dans les canaux sécréteurs. Ces rayons médullaires sont parfois

gorgés de résine et un examen trop rapide peut les laisser
confondre avec des canaux sécréteurs qui seraient alors perpendiculaires à l'axe du tronc. Ce drainage des produits résineux par les rayons médullaires paraît être ici de la plus

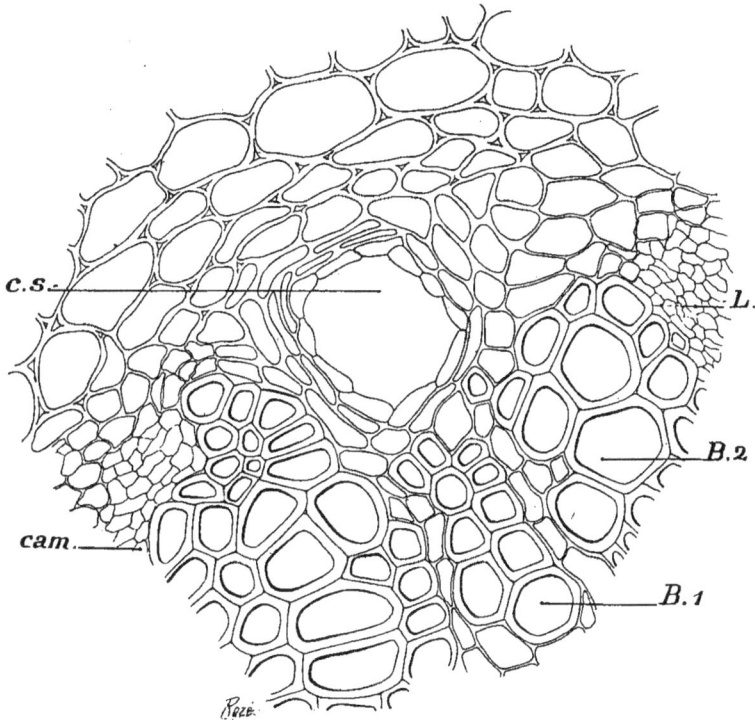

Fig. 10. — Canal sécréteur primaire dans la racine jeune. — B.¹, Bois
primaire; B.², Bois secondaire; cam., Cambium; c. s., Canal
sécréteur; L., Liber. — Gr. = 300 diam.

haute importance pour la plante. En effet, on voit toujours,
dans les racines âgées (fig. 7), des rayons médullaires appa-
raître au voisinage immédiat d'un canal sécréteur, se prolon-
ger jusqu'à l'écorce, assurant ainsi l'évacuation des produits
résineux sécrétés par le canal.

Dans certains cas, et en particulier pour les canaux sécréteurs primaires peu à peu isolés de l'écorce par les formations secondaires du bois, les communications avec l'écorce

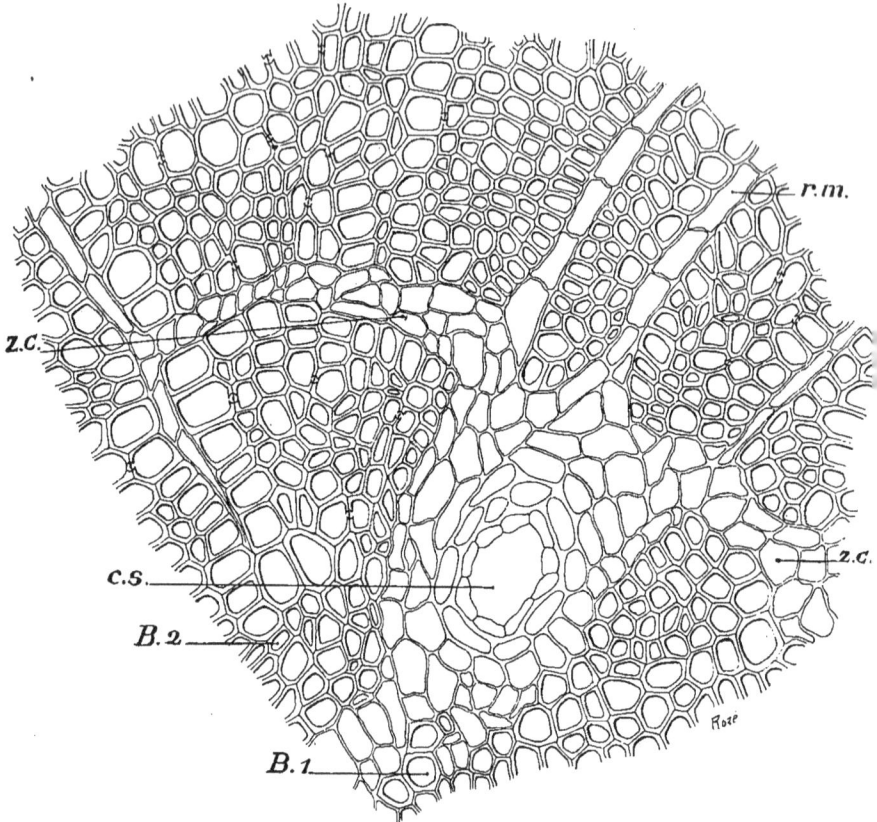

Fig. 11. — Canal sécréteur primaire et rayons médullaires d'une racine : coupe transversale. — $B.^1$, Bois primaire ; $B.^2$, Bois secondaire ; $c. s.$, Canal sécréteur ; $r. m.$, Rayons médullaires ; $z. c.$, zone cellulosique. — Gr. = 300 diam.

sont maintenues, non seulement par les rayons médullaires, mais encore par des zones de tissu non lignifié, plus ou moins nombreuses, mettant en relation le canal sécréteur avec différents rayons médullaires voisins (Z. C. fig. 11).

Ce drainage de la résine des canaux sécréteurs du bois vers l'écorce est tout à fait remarquable. Il se manifeste dans les coupes colorées par de longues traînées résineuses, venant s'épanouir en éventail au milieu du parenchyme cortical qu'elles imprègnent peu à peu.

Les canaux sécréteurs ne s'observent jamais dans le parenchyme cortical ni dans le liber de la racine.

En résumé, cette racine est caractérisée :

1° Par l'exfoliation totale de son écorce primaire, déterminée par une assise subéro-phellodermique, apparaissant de très bonne heure dans la zone péricyclique.

2° Par la persistance des faisceaux de bois primaires et leur voisinage immédiat avec un canal sécréteur ;

3° Par l'absence de canaux sécréteurs dans le parenchyme cortical et le liber, et leur localisation exclusive dans le bois.

Les rapports très étroits qui existent entre ces canaux sécréteurs et les rayons médullaires voisins, le rôle que ces derniers paraissent jouer pour assurer l'excrétion des produits résineux, constituent autant de caractères qu'il était nécessaire de rappeler.

Tige

La plantule, dans toute la région qui sépare la radicule des cotylédons, présente la structure très curieuse déjà signalée pour l'hypocotyle (p. 17).

Mais je dois ajouter que cette structure est très fugace et particulière à la plante en germination. Elle ne s'observe en aucun autre cas, même dans les parties les plus jeunes des rameaux de l'arbre.

En effet, si on pratique une coupe transversale de la tige à quelques millimètres de son bourgeon terminal (*fig.* 12),

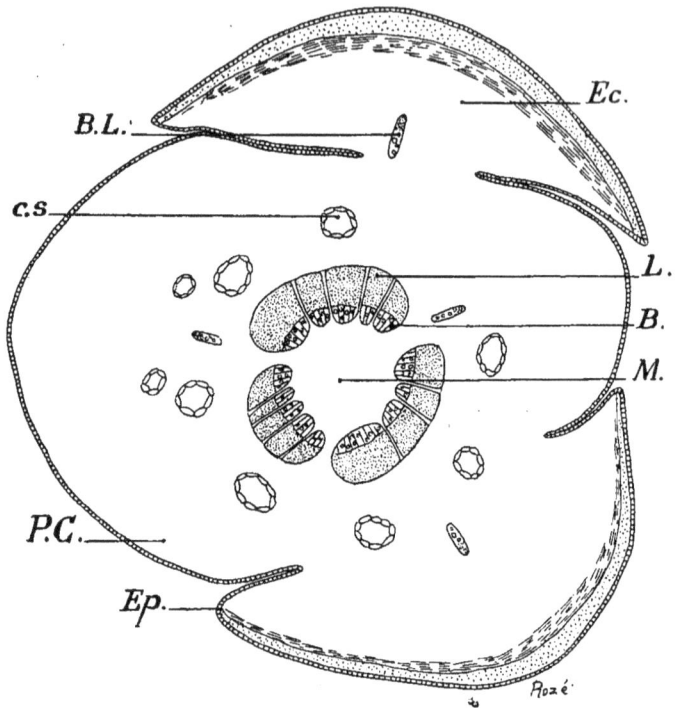

Fig. 12. — Tige très jeune (à 0 m. 05 du bourgeon terminal). — *B.*, Bois; *B. L.*, Faisceau libéro-ligneux; *c. s.*, Canal sécréteur; *Ec.*, Écaille; *L.*, Liber; *M.*, Moelle; *P. C.*, Parenchyme cortical. — Gr. = 50 diam.

alors que les écailles la recouvrent encore complètement en s'imbriquant, on observe une structure très déjà spéciale. La section en est, par suite de la présence des écailles, très irrégulière et la tige se montre d'ordinaire accompagnée d'une ou deux écailles plus ou moins adhérentes. Ces dernières devant être étudiées plus loin, il suffira, pour l'instant, de décrire la tige elle-même.

Elle est alors recouverte, dans ses parties libres, par un épiderme banal, pourvu d'une forte cuticule, sans autre différenciation. Un parenchyme cortical d'épaisseur inégale, par suite de la présence des écailles, occupe en moyenne les deux tiers du rayon. Il est constitué par des cellules à parois cellulosiques, avec des méats entre lesquelles se trouvent englobés un certain nombre de canaux sécréteurs assez volumineux, avec quelques faisceaux libéro-ligneux destinés aux écailles, comme on peut aisément s'en rendre compte par des coupes en série.

Le système vasculaire présente déjà des formations secondaires abondantes. Les faisceaux de liber sont volumineux, compacts, nettement séparés du bois par un cambium fonctionnant avec une grande activité. Le bois primaire est à peine visible sur les coupes transversales. Le bois secondaire, par contre, présente déjà ses ponctuations aréolées. Les rayons médullaires à une, deux ou trois rangées de cellules, séparent nettement les différents faisceaux libéro-ligneux. La moelle assez abondante est cellulosique et lacuneuse. On ne voit pas encore à ce stade de canaux sécréteurs dans le bois.

Lorsque les écailles sont tombées (*fig.* 13), l'anatomie de cette tige se modifie profondément. Une coupe pratiquée dans une région semblable, montre l'épiderme encore subsistant, mais en voie d'exfoliation. Ses parois sont légèrement épaissies, et on observe, de place en place, une assise sous-épidermique scléreuse, à un ou deux rangs de cellules. Mais l'épiderme est partout accompagné d'une zone subéreuse en-

veloppant complètement la tige. Ce suber est formé par une
assise génératrice qui a pris naissance aux dépens de l'assise parenchymateuse qui était tout d'abord au voisinage im-

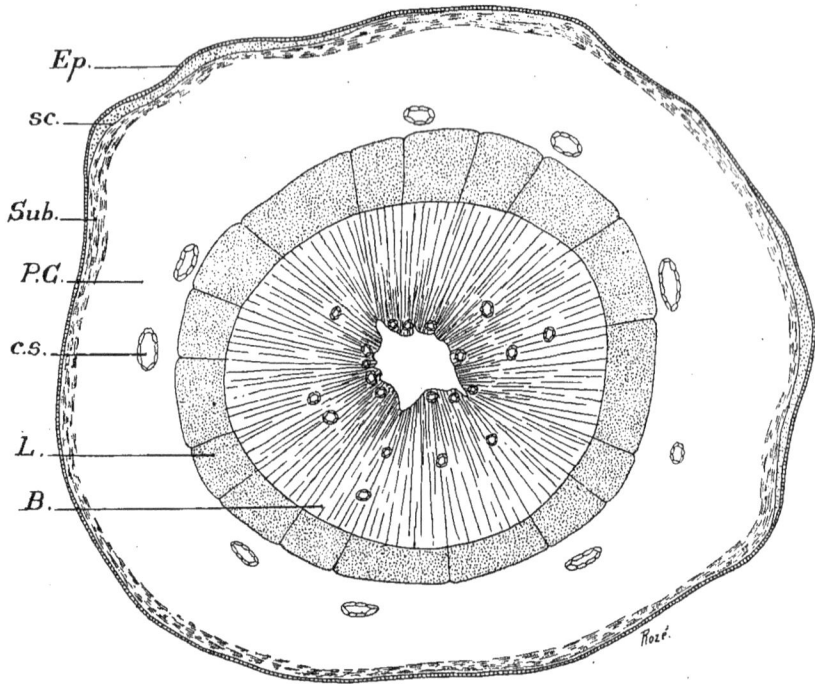

Fig. 13. — Tige jeune après la chute des écailles : coupe transversale.
— *B.*, Bois; *c. s.*, Canal sécréteur; *Ep.*, Epiderme; *L.*,
Liber; *P. C.*, Parenchyme cortical; *sc.*, Sclérites; *Sub.*,
Suber. — Gr. = 37 diam.

médiat de l'épiderme (*fig*. 14). Il se développe dès lors avec
très grande rapidité, provoquant des exfoliations très abondantes qui auront bientôt fait disparaître l'épiderme.

Les cellules du parenchyme cortical sont cellulosiques, irrégulièrement épaissies, parfois pourvues d'énormes canalicules ; leurs parois montrent des strates d'épaississement.

Elles sont arrondies ou polygonales et contiennent toutes, soit une grande quantité d'amidon en petits grains ovoïdes, soit de la résine qui imprègne fortement leurs parois. Quelques cellules sont plus irrégulières ; leurs cavités sont tapissées par une cuticule de subérine ou de cutine et elles renferment

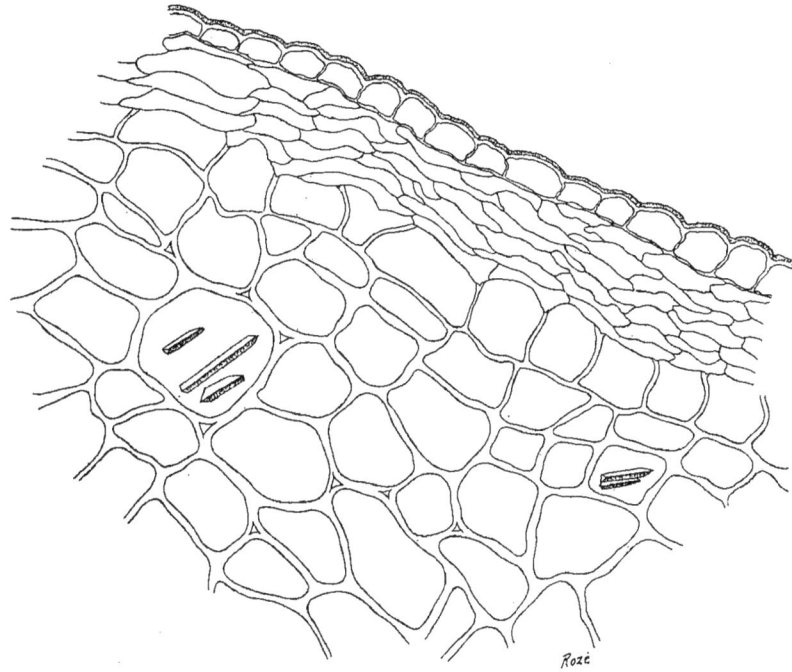

Fig. 14. — Epiderme et suber d'une jeune tige. — Gr. = 300 diam.

en très grande abondance d'énormes prismes allongés d'oxalate de calcium. Une coupe longitudinale radiale de la tige montre ces cellules affectant, le plus souvent, la forme de longs tubes remplis d'une matière brunâtre, dans laquelle se trouvent noyés les prismes d'oxalate de calcium.

On y remarque encore un certain nombre de canaux sé-

créteurs, toujours séparés du liber et formant un cercle autour du cylindre central.

Le parenchyme cortical subit, de très bonne heure, une
exfoliation complète. Cette exfoliation est due à la présence
d'une assise génératrice subéreuse placée de distance en dis-

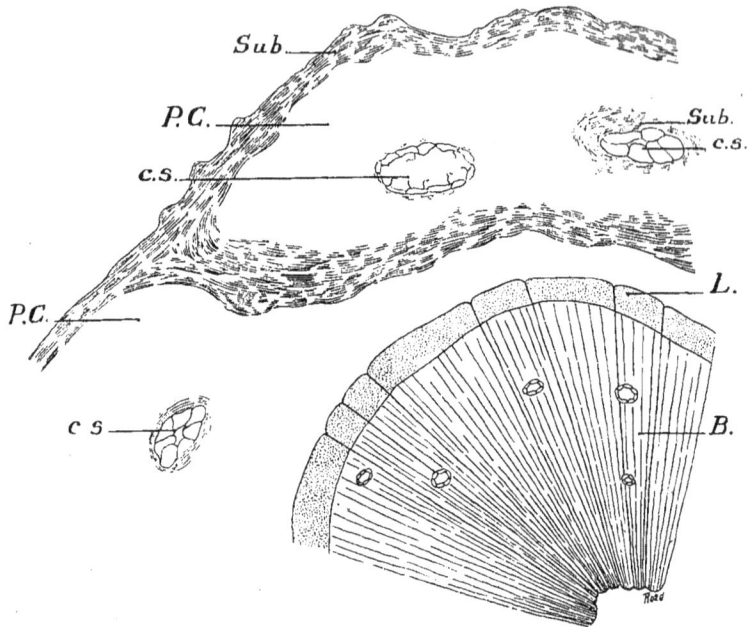

Fig. 15. — Exfoliation du parenchyme cortical d'une jeune tige. —
B., Bois; c. s., Canal sécréteur; L., Liber; P. C., Parenchyme cortical; Sub., Suber. — Gr. = 55 diam.

tance au-dessous de la zone occupée par les canaux sécréteurs (fig. 15). Cette assise génératrice n'est pas continue,
mais est reliée à l'assise génératrice subéreuse externe, et dé-
coupe ainsi, dans le parenchyme cortical, des îlots qui seront peu à peu, isolés de l'ensemble de la tige : cet isole-
ment est suivi, à brève échéance, de mort et d'exfoliation.

C'est en somme le mode d'exfoliation bien connu qui se produit chez de très nombreuses plantes.Cette exfoliation ne laisse plus, entre la nouvelle assise génératrice subéreuse et le cylindre central, qu'une mince couche de parenchyme qui, à son tour sera exfolié, d'après un processus identique.

Le liber forme maintenant un anneau complet autour du bois. Il est entrecoupé par de nombreux rayons médullaires et présente en abondance, dans la zone externe, des lames de liber écrasé et, dans les parties moyennes, quelques longues cellules à prismes d'oxalate de calcium. En coupe longitudinale radiale, les tubes libériens (*fig.* 16) affectent la forme de longues cellules prismatiques, taillées en biseau à leurs extrémités. Ces cellules sont pourvues de ponctuations assez inégalement réparties sur leurs membranes longitudinales radiales ou tangentielles et sur les parois obliques de leurs extrémités. Ces ponctuations répondent au type général des ponctuations libériennes des Gymnospermes.

Les rayons médullaires qui parcourent les faisceaux de liber sont, comme toujours, placés sur le prolongement des rayons médullaires du bois. Leurs parois sont cellulosiques et l'orientation de leurs cellules est nettement radiale.

On n'observe pas de canaux sécréteurs dans le liber.

Le bois, déjà très compact, offre tous les caractères normaux des bois de Conifères (*fig.* 17). Ses trachéides disposées en files radiales sont régulièrement alignés et de dimensions à peu près égales. Les vaisseaux de bois de printemps ne diffèrent des autres vaisseaux de bois d'automne que par l'épaisseur de leurs parois, épaisseur qui s'accroît beaucoup chez ces derniers, sans qu'il y ait variation de nombre, comme c'est la règle générale chez les Angiospermes à structure secondaire. La lamelle moyenne est très apparente et parti-

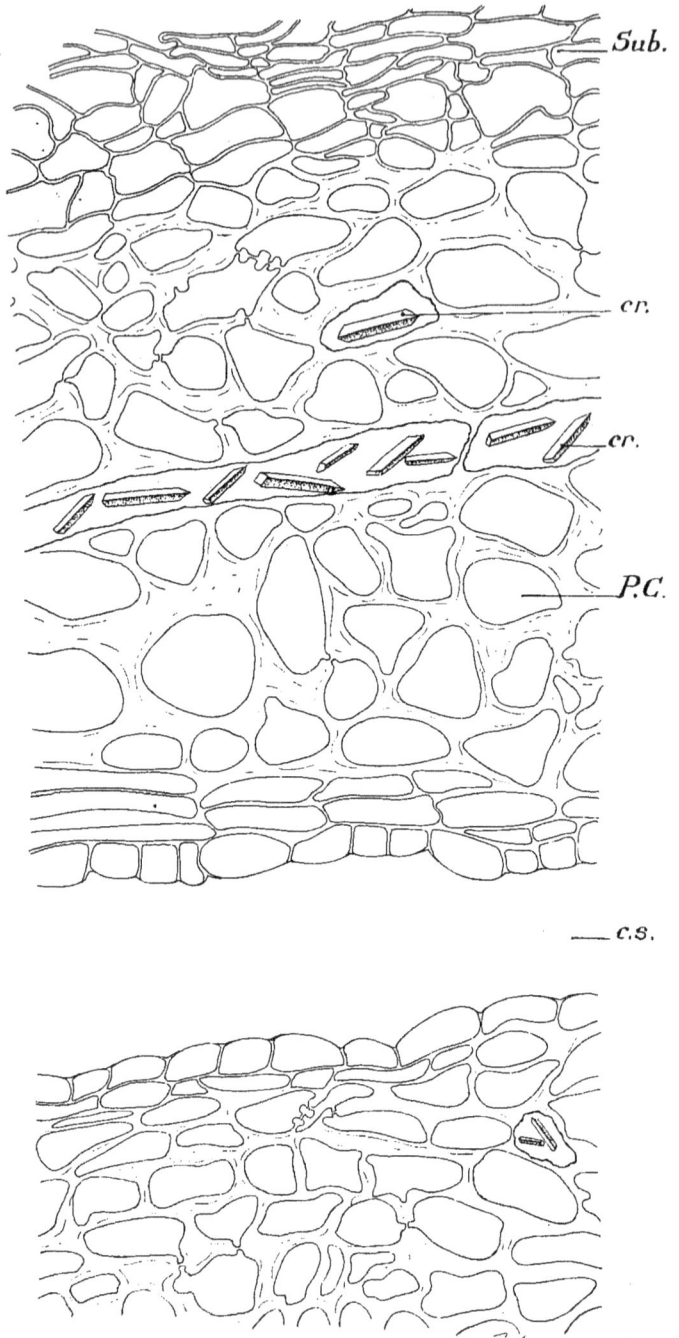

Fig. 16. — Coupe longitudinale radiale faite dans le parenchyme co
tical d'une jeune tige. — cr., Cristaux d'ozalate de c
cium; c. s., Canal sécréteur; P. C., Parenchyme cortica
Sub., Suber. — Gr. = 200 diam.

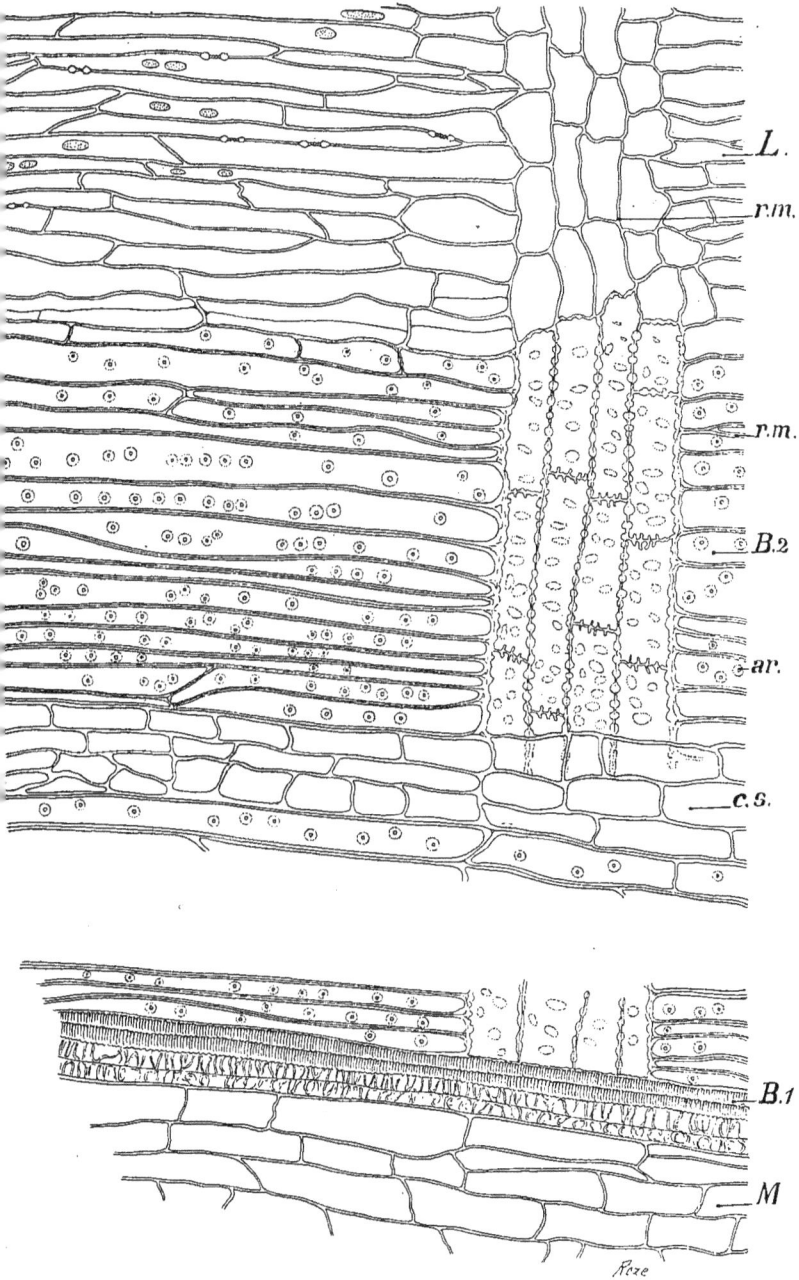

Fig. 17. — Coupe longitudinale radiale faite dans le bois d'une tige
jeune. — *ar.*, Ponctuations aérolées; *B.*[1], Bois primaire;
B.[2], Bois secondaire; *c. s.*, Canal sécréteur; *L.*, Liber; *M.*,
Moelle; *r. m.*, Rayons médullaires. — Gr. = 200 diam.

culièrement développée aux angles des trachéides (*fig.* 18
Les ponctuations aréolées sont ici, comme à l'ordinaire, loc
lisées sur les parois radiales. Seules les coupes radial«
permettent de les observer de face (*fig.* 17).

Je crois devoir signaler la forme assez particulière que pr

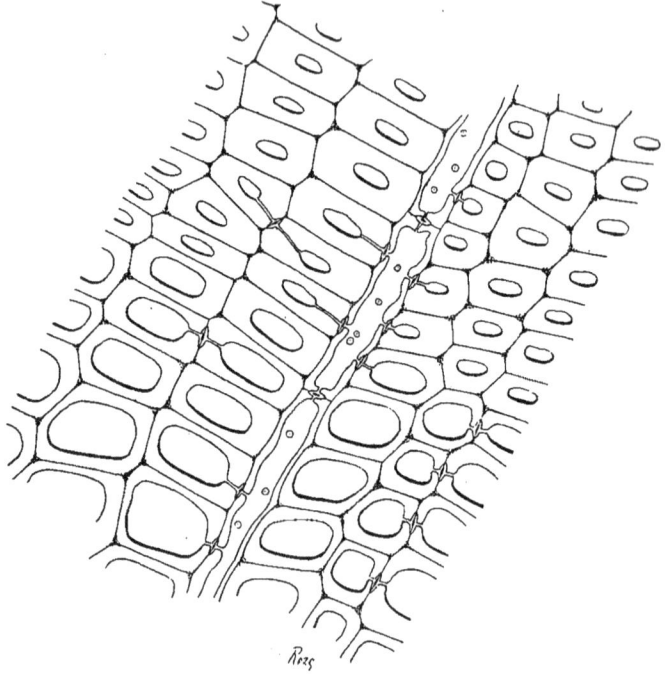

Fig. 18. — Bois et rayon médullaire du tronc d'un arbre adulte. -
Gr. = 300 diam.

sentent parfois ces ponctuations. En effet, au voisinage d(
rayons médullaires surtout, les parois des vaisseaux de bo
d'automne présentent des canalicules très étroits, mais tr(
longs, en relation avec les canalicules des rayons médullaire:
le tonus des ponctuations aréolées étant néanmoins très pe
ceptible. Des ponctuations de ce genre s'observent encoi

dans les différentes régions de bois d'automne, mais la distance séparant le lumen de deux trachéides voisines ayant considérablement augmenté par l'épaississement de leurs parois, l'étroitesse et la longueur des canalicules des ponctuations se trouvent de ce fait encore accrues, ce qui les rend plus remarquables dans les coupes transversales.

La structure des rayons médullaires qui parcourent le bois est un peu différente selon les régions observées, les parois de leurs cellules étant plus ou moins largement canaliculées. Mais l'orientation des cellules et la composition chimique de leur membrane sont identiques. Elles sont lignifiées, sauf au niveau des canaux sécréteurs où elles sont cellulosiques. Ils renferment parfois de l'amidon en abondance.

Le bois est très riche en canaux sécréteurs.

Les variations anatomiques que présente une tige très âgée (tronc, grosses branches) sont peu nombreuses.

En effet, l'exfoliation du parenchyme cortical a été depuis longtemps complètement effectuée et des assises génératrices subéreuses se formant dans des couches de tissu cellulosique de plus en plus profondes, c'est le liber lui-même qui se trouve être l'objet de cette active exfoliation.

Dans le liber deux régions sont bien distinctes. L'une profonde et jeune, en contact avec le cambium et le bois, est formée par un tissu régulièrement disposé en rangées radiales ; les parois qui affectent cette direction sont fortement épaissies; les parois tangentielles, au contraire, présentant la plus grande finesse. Ces travées de vaisseaux libériens alignés ont leur régularité encore accrue par ce fait qu'elles sont toutes disposées exactement sur le prolongement des rangées de cellules cambiales et de trachéides engendrées par ces dernières
La seconde région du liber, beaucoup plus développée que

celle que nous venons de décrire, présente des caractères tc
différents (*fig.* 19). Les cellules sont irrégulières et leurs j
rois plus ou moins épaissies, ne présentent plus l'orientati

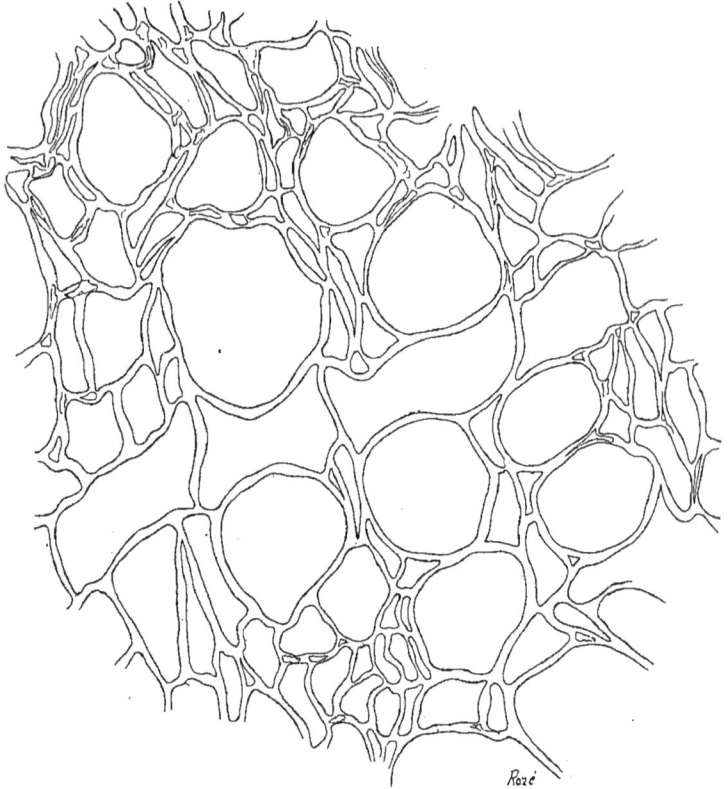

Fig. 19. — Liber de tige très âgée. — Gr. = 300 diam.

radiale si apparente dans le liber jeune. De nombreux tul
libériens, assez développés, se trouvent mêlés à des cellu
petites, irrégulières, et à des cellules tubulaires à oxal:
de calcium. De nombreux rayons médullaires, gorgés d'ar
don et de résine, sillonnent tout ce tissu.

Le bois ne présente rien de spécial. Même richesse en c
naux sécréteurs, même rayons médullaires que ci-dess

Toutefois, le diamètre des trachéides paraît subir un accroissement notable à mesure que l'on observe les couches de bois les plus récentes. Ce qui a été signalé précédemment pour les ponctuations aréolées est également applicable à celles que l'on peut observer dans ce bois.

Ecailles foliaires et feuilles

Les rameaux présentent à leur surface, suivant leur âge, du suber plus ou moins abondant (tige âgée), des écailles et des feuilles (tige jeune).

Ecailles. — Les rameaux jeunes sont tous semblables. Ils sont recouverts d'écailles plus ou moins développées, mais qui, dans les parties jeunes, revêtent entièrement la tige, formant à sa surface une véritable cuirasse. Ces écailles sont de deux ordres.

Au voisinage du bourgeon terminal, elles sont toujours lancéolées, terminées par une languette brune, coriace, portant sur ses bordes libres de longs poils soyeux rapidement caducs. Cette languette est elle-même de courte durée.

On ne tarde pas à voir se développer à l'aisselle de certaines d'entre elles, soit un rameau pourvu d'un bourgeon terminal avec écailles et feuilles, soit un rameau court, dépourvu de bourgeon visible mais terminé bientôt par un couple de feuilles vertes allongées en aiguilles réunies à leur base par une gaine scarieuse. Les autres écailles restent stériles.

Ces dernières ont sur les parties des rameaux placées à une certaine distance du sommet, la forme d'une pyramide à trois faces, la face dirigée vers le sommet du rameau étant caractérisée par la cicatrice de la languette maintenant disparue et par une légère proéminence centrale à peine indiquée.

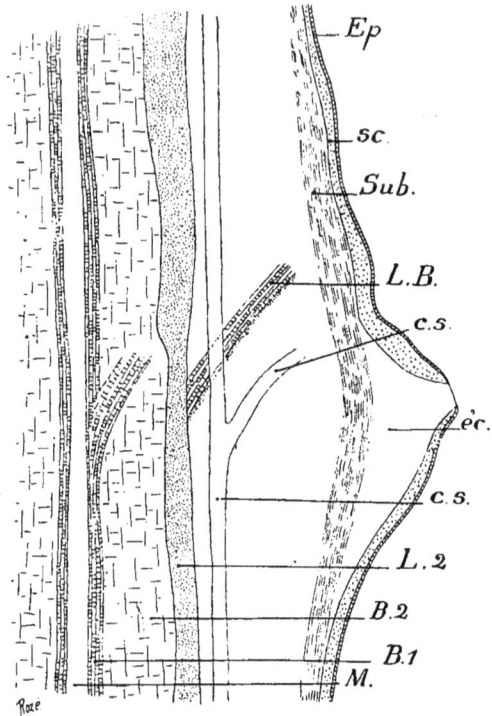

Fig. 20. — Coupe longitudinale d'une écaille. — $B.^1$, Bois primaire, $B.^2$, Bois secondaire; c. s., Canal sécréteur; éc., Ecaille; Ep., Epiderme; $L.^2$, Liber secondaire; L. B., Faisceau libéro-ligneux; M., Moelle; Sub., Suber; sc., Sclérites. — Gr. = 60 diam.

L'anatomie de cette écaille ne peut être étudiée avec fruit que sur les coupes longitudinales (fig. 20). On voit alors l'épiderme de la tige suivre exactement les contours de l'écaille, s'interrompant cependant au sommet de cette dernière, au point correspondant à l'insertion de la languette actuel-

lement disparue. Cet épiderme est, presque partout, entièrement lignifié, constitué par des cellules irrégulières, à parois fortement épaissies et canaliculées, mais pourvu d'une
cuticule assez épaisse. Une couche de sclérites volumineux
accompagne partout cet épiderme et comme lui se trouve interrompue au niveau du point d'insertion de la languette précitée.

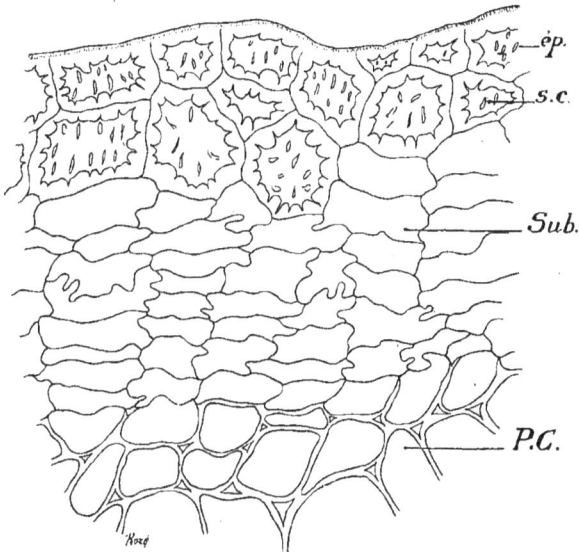

Fig. 21. — Epiderme, sclérites et suber d'une écaille. — *Ep.*, Epiderme;
P. C., Parenchyme cortical; *s. c.*, Sclérites; *Sub.*, Suber. —
Gr. = 300 diam.

A ce niveau les restes de l'écaille sont séparés de la tige
par une zone subéreuse (*fig.* 21) en contact avec les sclérites,
sauf dans la région centrale où se trouve un petit noyau parenchymateux (*fig.* 20). C'est ce suber qui, provoquant une
desquamation totale des tissus superficiels de la tige, fera
bientôt disparaître toute trace des écailles primitives.

Le parenchyme cortical de la tige présente, au niveau de l'écaille, certaines différenciations anatomiques montrant bien la valeur de cette dernière. En effet, on voit toujours un ou deux canaux sécréteurs voisins se bifurquer et envoyer vers l'écaille une ramification qui vient se terminer près du suber, au voisinage de la petite saillie circulaire visible sur la face supérieure de l'écaille, et déjà signalée plus haut. Enfin, on observe toujours, accompagnant ces ramifications de canaux sécréteurs, un faisceau libéro-ligneux primaire, issu du cylindre central de la tige, comme les coupes le montrent aisément, et qui vient disparaître sensiblement au même point que les canaux sécréteurs.

Cependant, il est à remarquer que le faisceau de bois de l'écaille, que l'on observe ainsi dans le parenchyme cortical de la tige, n'est pas placé exactement en face de la ramification du bois primaire, à laquelle il devait être rattaché primitivement. Il est placé un peu plus bas, ce qui s'explique d'ailleurs par la croissance intercalaire de la tige, croissance qui s'effectuerait plus rapidement dans le bois que dans l'écorce. Cette disposition qui constitue une véritable faille peut s'expliquer par le fait que ce tissu conducteur a cessé tout fonctionnement (*fig.* 20).

Les écailles portant à leur aisselle un bourgeon axillaire ou un rameau foliaire (*fig.* 22) ont une structure très voisine. La languette, qui paraît subsister ici un peu plus longtemps que chez les précédentes, est constituée, sur sa face dorsale, par un épiderme avec assise scléreuse sous-jacente. Sur la face ventrale, l'assise scléreuse disparaît, la partie centrale de l'écaille étant entièrement cellulosique. Ici encore, une assise subéreuse vient isoler l'écaille et sa languette du reste de la tige.

Le rameau foliaire (*fig.* 22), né à l'aisselle de cette écaille ne saurait être passé sous silence. Il est constitué par un axe libéro-ligneux central entouré d'une couche assez développée

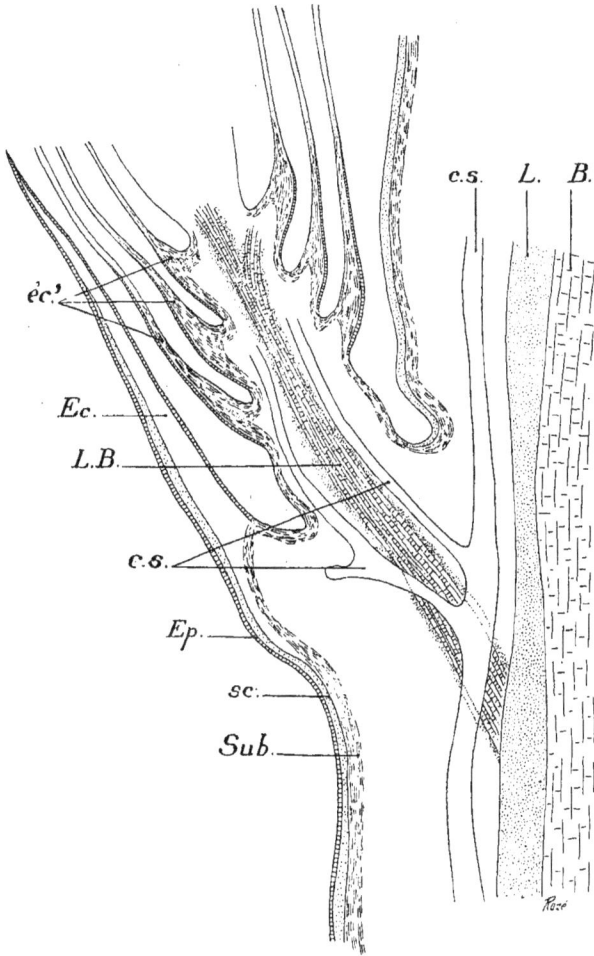

Fig. 22. — Ecaille et rameau foliaire en coupe longitudinale. — *B.*, Bois; *c. s.*, Canal sécréteur; *Ec.*, Ecaille; *éc'.*, Ecailles formant la gaine; *Ep.*, Epiderme; *L.*, Liber; *L. B.*, Faisceau libéro-ligneux; *sc.*, Sclérites; *Sub.*, Suber. — Gr. = 55 diam.

de parenchyme, protégé à la surface par une assise subéreuse. Il est à remarquer, ici encore, comme le font très bien
ressortir les coupes longitudinales, que les canaux sécréteurs

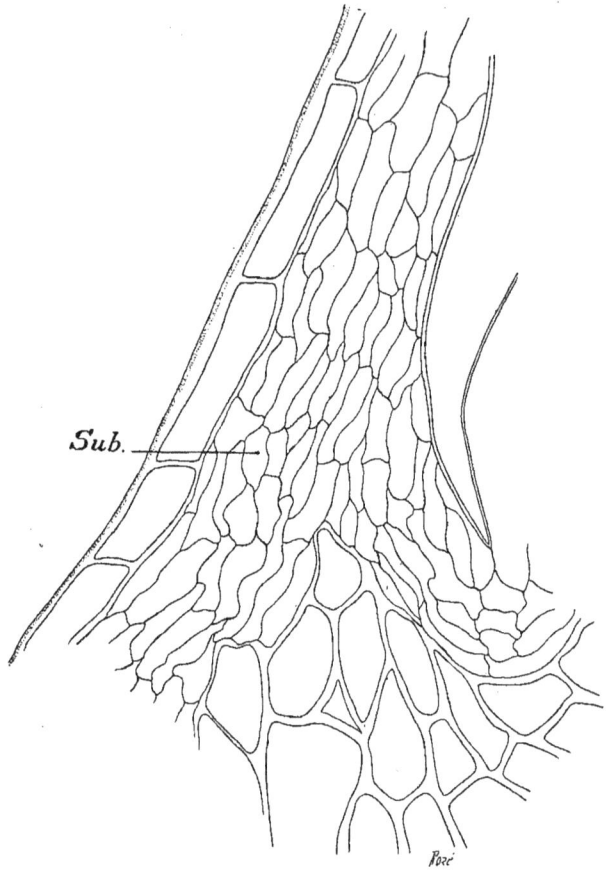

Fig. 23. — Ecaille de la gaine des feuilles en coupe longitudinale. —
Gr. = 300 diam.

de la tige, placés au voisinage de l'écaille et de son rameau
foliaire, présentent en ce point des ramifications qui se diri-
gent dans le rameau foliaire qu'elles parcourent entièrement,

l'une d'elles fournissant un diverticule qui vient se terminer en cul-de-sac au milieu de l'écaille.

La gaine scarieuse enserrant les feuilles à leur base, paraît avoir comme origine des écailles stériles dont la languette terminale, ici persistante, est pourvue sur les bords, de poils très longs plus ou moins accolés entre eux. Ces poils s'intriquant avec les poils marginaux des écailles voisines, forment avec elles une trame serrée et les réunissent en une gaîne d'apparence continue.

Les écailles scarieuses, constituant ainsi cette gaîne, sont formées (*fig.* 23) par un épiderme à cellules très allongées, pourvu d'une cuticule épaisse et doublé par un tissu subéreux à cellules allongées dans l'axe de la languette elle-même. Enfin, j'ai pu voir très fréquemment (*fig.* 22) l'axe central libéro-ligneux du rameau foliaire, diriger vers l'une ou l'autre de ces écailles un faisceau de liber et de bois.

Feuilles. — Les feuilles vertes du *P. halepensis* sont de deux sortes. Les unes sont portées par les rameaux foliaires que nous venons de décrire et ne figurent que sur les rameaux de l'arbre adulte. Les autres constituent une forme de jeunesse très caractéristique. Elles sont isolées portées sur le rameau lui-même et ne naissent pas comme les précédentes, à l'aisselle d'une écaille. Cette forme ne s'observe que sur les plants très jeunes, ou sur les rejets ayant subi une lésion assez grave (morsure d'animaux, cassure, etc.). Ces feuilles sont, par leur forme et leur consistance, assez différentes des autres. Elles sont en effet souples, tendres, ondulées, et ne présentent pas, à leur extrémité, de pointe acérée.

La section transversale faite vers le milieu d'une feuille adulte (*fig.* 24) est vaguement triangulaire. La face supérieure est indiquée par une ligne sinueuse régulière ; la face inférieure par une ligne arrondie qui se relie à la précédente en formant deux angles légèrement saillants.

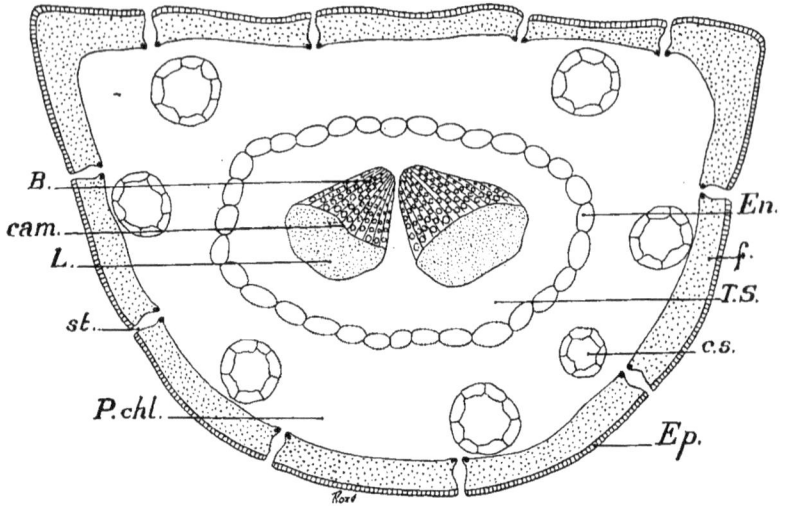

Fig. 24. — Feuille adulte : coupe transversale au milieu du limbe. — *B.*, Bois; *cam.*, Cambium; *c. s.*, Canal sécréteur; *En.*, Endoderme; *Ep.*, Epiderme; *f.*, Fibres; *L.*, Liber; *P. chl.*, Parenchyme chlorophyllien; *st.*, Stomates; *T. S.*, Tissu de transfusion. — Gr. = 60 diam.

L'épiderme est complexe. Il est constitué (*fig.* 25) par une rangée de cellules à cavité toujours réduite et dont les parois sont fortement épaissies, ne laissant qu'un lumen très étroit.

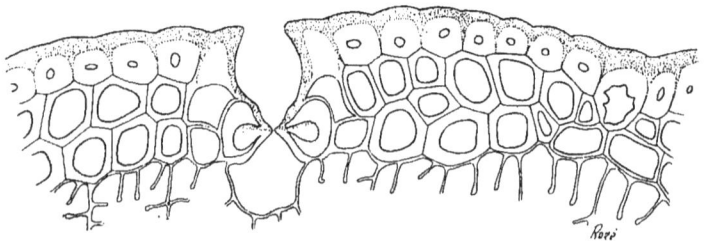

Fig. 25. — Epiderme de la feuille en coupe transversale. — Gr. = 300 diam.

Ces cellules sont nettement séparées les unes des autres par des lamelles moyennes imprégnées de cutine. La cuticule est très développée. Sous cette première assise, il existe toujours deux ou trois rangées de cellules à cavité plus large (exoderme), et dont les parois épaissies sont entièrement ligni-

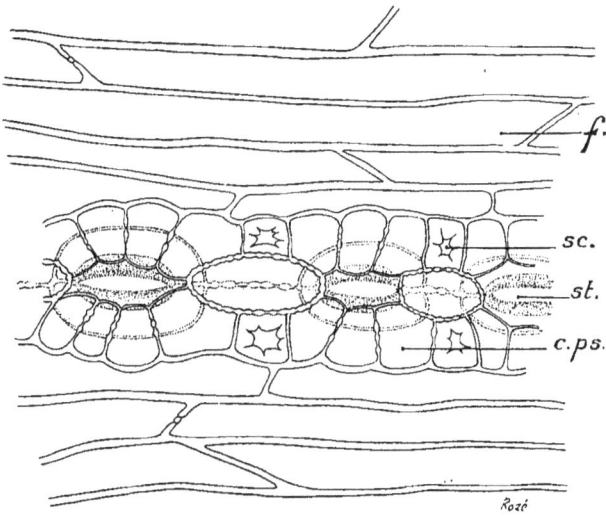

Fig. 26. — Stomates vus de face. — *c. ps.*, Cellules péristomatiques; *f.*, Fibres; *sc.*, Sclérites; *st.*, Stomates. — Gr. = 300 diam.

fiées. Les lamelles moyennes, très accentuées, ne sont pas cutinisées. Vues de face, ces cellules et les cellules épidermiques présentent la forme de longues fibres nettement coupées à leurs extrémités (*fig.* 26).

C'est dans l'épaisseur de ces différentes assises, épidermique et sous-épidermiques, que se trouvent inclus les stomates.

En coupe transversale, chaque stomate apparaît disposé au

fond d'une cavité dont les parois sont constituées, jusqu'au niveau des deux cellules stomatiques, par la membrane supérieure fortement épaissie de deux cellules annexes. Au niveau de l'ostiole, chaque cellule stomatique présente une pointe saillante. Les parois de la chambre péristomatique sont cutinisées jusqu'à l'ostiole, et le bourrelet stomatique est lui-même imprégné de cutine, du moins dans sa partie supérieure. La chambre sous-stomatique est petite et n'offre rien de spécial.

Vus de face, ces stomates ont une disposition assez particulière. Ils sont tous disposés en lignes parallèles, facilement perceptibles à la loupe, sous forme de lignes grisâtres, régulièrement espacées, parcourant la feuille dans toute sa longueur. On compte environ quatre rangées de stomates sur la face ventrale, six à dix sur la face dorsale.

Chaque stomate est entouré par huit ou dix cellules péristomatiques latérales, petites, arrondies, reliées aux cellules péristomatiques du stomate suivant, par une cellule mitoyenne, à parois finement canaliculées ; cette dernière est flanquée latéralement de deux cellules plus petites, à parois épaissies, que l'on observe, d'ailleurs aisément, sur les coupes transversales de l'épiderme (*fig.* 25). Les cellules stomatiques sont alors visibles par transparence, avec leur bourrelet toujours facile à observer. Les coupes transversales et l'examen de face de lambeaux d'épiderme montrent que ces cellules péristomatiques sont placées légèrement au-dessus des stomates.

Le parenchyme chlorophyllien est uniformément réparti dans toute la feuille (*fig.* 24). Il est, on le sait, très particulier, constitué normalement par trois assises de cellules, plus nombreuses aux angles de la feuille. Ces cellules ont leurs parois pourvues de larges plis ; chaque repli est terminé (*fig.* 27) par un petit bourrelet, et cloisonne incomplètement la cavité cellulaire.

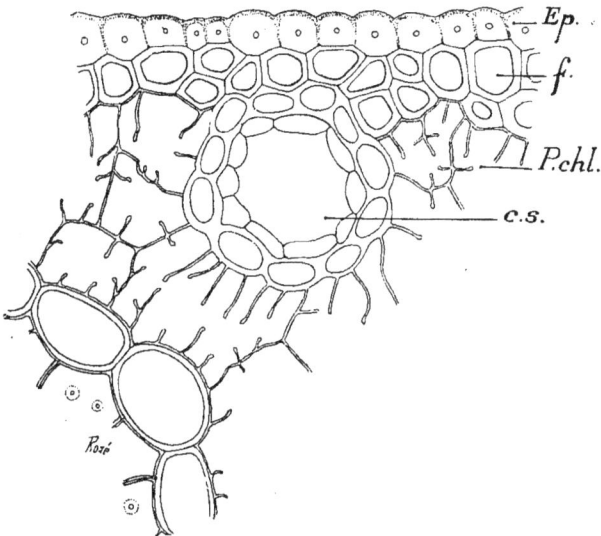

Fig. 27. — Canal sécréteur de la feuille. — *c. s.*, Canal sécréteur; *Ep.*, Épiderme; *f.*, Fibres; *P. chl.*, Parenchyme chlorophyllien. — Gr. = 300 diam.

Dans ce parenchyme chlorophyllien, se trouvent inclus un certain nombre de canaux sécréteurs ; sur la face supérieure on en voit toujours deux, symétriquement placés près des angles. Leur nombre est au contraire variable sur la face inférieure. Ces canaux sécréteurs ont ici une structure assez spéciale, en ce sens, que la rangée de cellules sécrétrices est toujours protégée par une assise de cellules à parois cellulosiques, légèrement épaissies sur tout leur pourtour.

Le système vasculaire (*fig.* 24) est très particulier. On le voit d'abord enveloppé par une rangée de cellules à parois

lignifiées et sans ornement (fig. 28). Cet endoderme est sépa
du système libéro-ligneux par une sorte de péricycle différe
cié en tissu vasculaire et formé de cellules irrégulièrement p
lygonales à parois lignifiées, pourvues de nombreuses pon

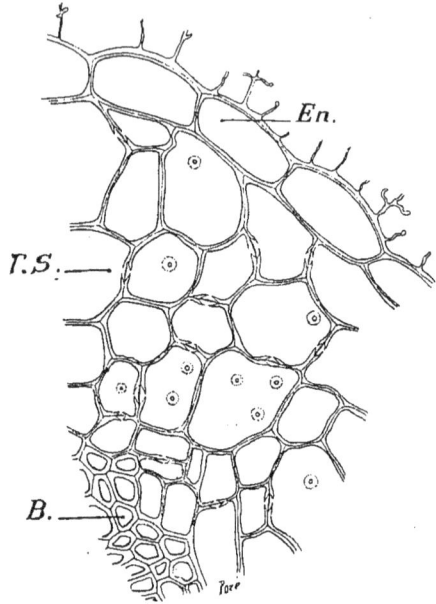

Fig. 28. — Feuille: endoderme et tissu de transfusion. — B., Bois
En., Endoderme; T. s., Tissu de transfusion. — Gr. = 30
diam.

tuations aréolées, n'affectant pas d'orientation spéciale. C
tissu de transfusion, (transfusions-gewebe) est tout à fait in
dépendant du faisceau libéro-ligneux et ne représente ici qu
le péricycle différencié de la feuille Van Tieghem (1891[1]). L
système libéro-ligneux est formé par deux cordons égaux e
symétriques (fig. 24). Le liber est compact, légèrement écras
à la partie extérieure, avec quelques rangées très courte
de cellules tubulaires, à longs prismes d'oxalate de calcium

identiques à celles rencontrées dans la tige. Le bois est parcouru par des rayons médullaires peu distincts. Il présente quelques ponctuations aréolées. Enfin un cambium est très apparent entre le liber et le bois. Les deux cordons libéroligneux sont séparés par un tissu scléreux, avec quelques cellules à prismes d'oxalate de calcium.

Cette structure est sensiblement modifiée à la base et au sommet de la feuille.

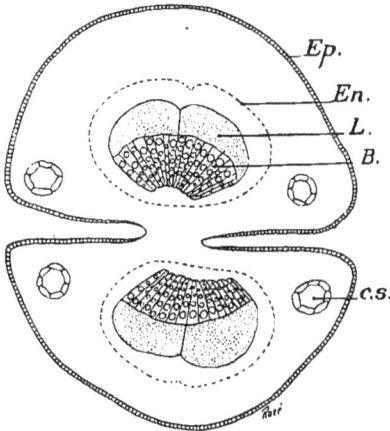

Fig. 29. — Base des feuilles : coupe transversale. — B., Bois ; c. s., Canal sécréteur ; En., Endoderme ; Ep., Epiderme ; L., Liber. — Gr. = 60 diam.

A la base (fig. 29), les deux feuilles sont soudées par leur face ventrale et ne se séparent que peu à peu. Leur épiderme est alors formé d'une seule assise de cellules avec une cuticule externe, sans assises fibreuses sous-jacentes. Le parenchyme chlorophyllien est formé de cellules arrondies, cellulosiques, non différenciées. Les canaux sécréteurs sont peu développés. Il en existe deux seulement sur chaque feuille placés aux angles. Le cordon vasculaire double dans la partie médiane de la feuille, est ici unique. Le liber est compact, Le bois est parcouru par des rayons médullaires, dont un plus large coupe le faisceau libérien, indiquant ainsi la division prochaine du cordon vasculaire.

Au sommet de la feuille, la structure est très voisine de

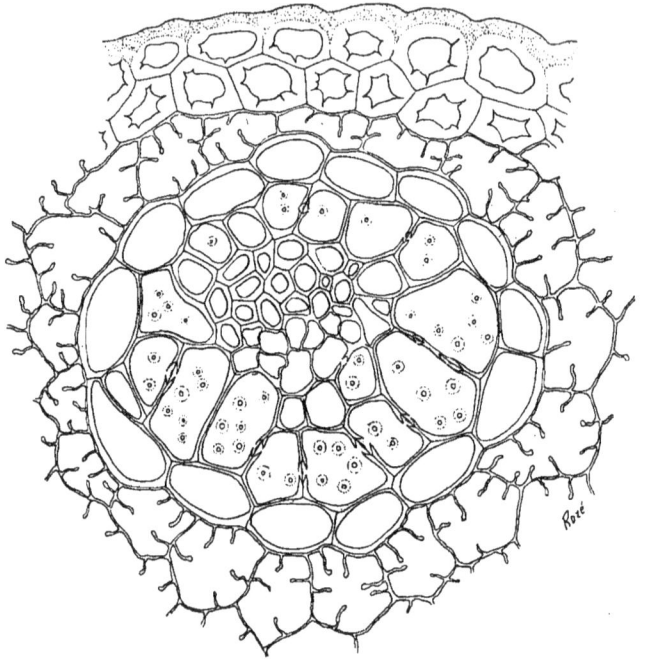

Fig. 30. — Extrémité de feuille : coupe transversale. - Gr. = 300 diam.

celle que présente cette dernière dans sa partie médiane. L'épiderme a une cuticule plus épaisse (*fig.* 30), avec un lumen plus large, ses parois sont canaliculées. L'assise fibreuse sous-jacente est réduite à une seule rangée de cellules. Les canaux sécréteurs ont disparu du parenchyme chlorophyllien qui, lui, n'est pas modifié, sinon dans son épaisseur. Le sys-

tème vasculaire est réduit à un seul faisceau libéro-ligneux
entouré par une assise de tissu de transfusion.

La forme de jeunesse de la feuille présente une section
irrégulièrement triangulaire (*fig.* 31). Son anatomie est sensiblement différente de celle que nous venons de décrire.

En effet, l'épiderme est formé de cellules à cavités assez
larges. Il est pourvu d'une forte cuticule et n'est plus accompagné par l'exoderme fibreux que l'on observait dans la for-

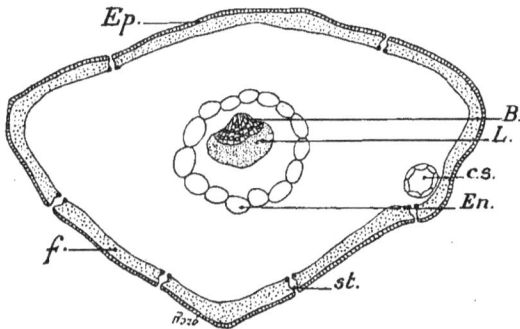

Fig. 31. — Coupe transversale de la feuille (forme de jeunesse). — *B.*,
Bois; *c. s.*, Canal sécréteur; *En.*, Endoderme; *Ep.*, Epiderme; *f.*, Fibres; *L.*, Liber; *st.*, Stomates. — Gr. = 60
diam.

me adulte. Le parenchyme chlorophyllien, par contre, ne varie
pas. Il est, ici encore, formé de cellules à membranes re-
pliées; chaque repli venant cloisonner la cavité cellulaire. Le
faisceau libéro-ligneux est simple. Il est entouré par une ou
deux assises de tissu de transfusion, enveloppé par un endoderme à cellules ovoïdes et dont les parois sont minces et
légèrement lignifiées. Dans le parenchyme chlorophyllien, on
aperçoit un seul canal sécréteur.

Système sécréteur de la tige

Il m'a paru nécessaire, vu l'importance exclusive de la tige dans l'extraction de la résine, de faire un chapitre spécial pour le système sécréteur de cette dernière.

L'origine des canaux sécréteurs dans le parenchyme cortical de la tige peut être étudiée au voisinage du bourgeon terminal des jeunes rameaux. On constate alors que la formation de ces canaux sécréteurs est identique à celle que nous avons déjà signalée pour la racine.

Les canaux sécréteurs du bois sont uniquement d'origine secondaire. Aussi, leur développement est-il facilement observé sur les coupes transversales. Dans le cambium, le canal sécréteur se différencie très facilement. Il est déjà entouré en ce point par quelques assises de tissu cellulosique qui persisteront autour de lui comme nous le verrons plus loin. Peu à peu, les trachéides nouvellement formées entourent le canal sécréteur qui se trouve ainsi isolé du cambium et entraîné dans les zones profondes du bois. Le nombre des canaux sécréteurs de la tige n'est pas comme dans la racine en relation avec le nombre de faisceaux libéro-ligneux, mais il paraît être assez constant. Ordinairement on en observe huit dans l'écorce et au voisinage de la moelle, on en compte également huit dans les premières formations de bois. Ce fait a d'ailleurs été signalé pour l'*Abies pectinata* (J. GODFRIN, 1892). Toutefois chez le *P. halepensis*, il faut tenir compte dans la numération des canaux sécréteurs de leurs ramifications destinées aux écailles.

Les canaux sécréteurs de l'écorce (*fig.* 32) sont très développés. Leur section est ovoïde, bordée d'un assez grand nombre de cellules sécrétrices, entourées par une ou deux assises d'un tissu cellulosique, à parois légèrement épaissies, parfois même écrasées contre le parenchyme cortical. Ces cellu-

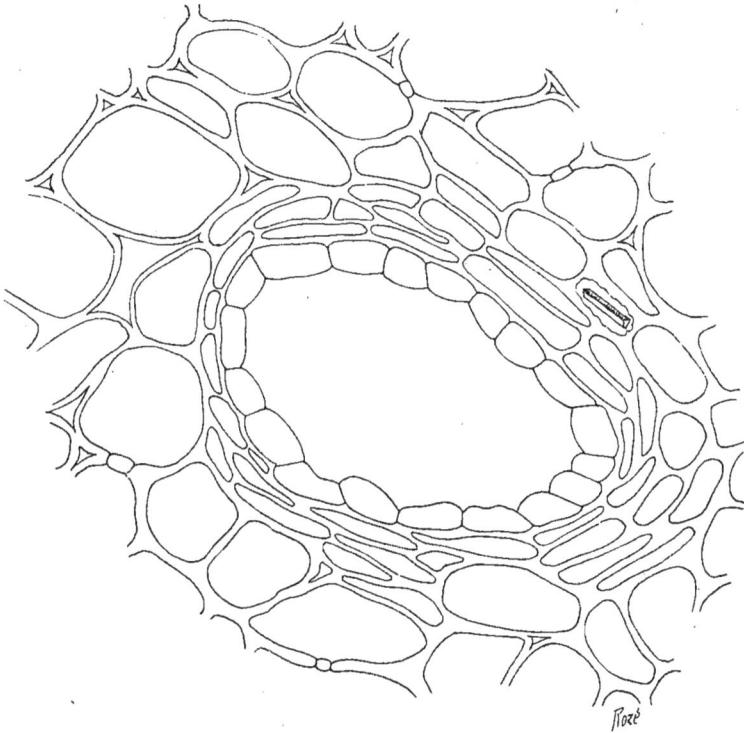

Fig. 32. — Canal sécréteur dans le parenchyme cortical d'une tige jeune. — Gr. = 380 diam.

les n'ont pas de contenu cellulaire spécial. On y observe, comme dans le reste du tissu cortical, des globules résineux, avec ou sans amidon.

Comme le montrent les coupes longitudinales (*fig.*16,20,22), ces canaux sécréteurs sont continus. Bien plus, ils sont en relation immédiate avec les écailles de la tige ou avec les rameaux foliaires, et les rameaux sécréteurs que l'on observe chez ces derniers ne sont que des ramifications d'un ou de plusieurs canaux sécréteurs de la tige.

J'ai essayé (*fig.* 22) de représenter cette disposition absolument remarquable. Quoi qu'il en soit, ces canaux sécréteurs de l'écorce fonctionnent, comme nous allons l'indiquer, pendant toute leur existence, d'ailleurs assez courte, avec une grande activité.

Il y a sur ce point une certaine analogie avec la disposition des canaux sécréteurs de l'*Abies pectinata* où ces ramifications de canaux sécréteurs ont été déjà bien mis en évidence (GODFRIN, 1892).

Les produits résineux qui prennent ainsi naissance ne s'accumulent pas indéfiniment dans la cavité du canal, mais ils diffusent à travers les membranes et se répandent dans le parenchyme cortical, qui en est bientôt gorgé, à tel point qu'une blessure légère faite dans le parenchyme cortical d'une jeune tige, avec la pointe d'une aiguille, entraîne toujours une exudation résineuse abondante.

Les canaux sécréteurs du bois (*fig.* 33) ont une structure assez différente des canaux sécréteurs que je viens de décrire. Le plus souvent ils sont disposés comme les canaux sécréteurs secondaires de la racine, au voisinage plus ou moins immédiat d'un rayon médullaire. Les canaux sécréteurs du bois sont beaucoup plus petits que ceux de l'écorce (le quart environ). Ils sont irrégulièrement arrondis, avec une assise de cellules sécrétrices à fines parois, entourées d'un tissu cellulosique non écrasé et d'ordinaire gorgé de produits résineux. Comme il sera indiqué plus loin, ces canaux sécréteurs présentent quelques modifications selon l'orientation de l'arbre.

Le rayon médullaire voisin a conservé à leur niveau une structure cellulosique. Ici encore, comme dans la racine, les

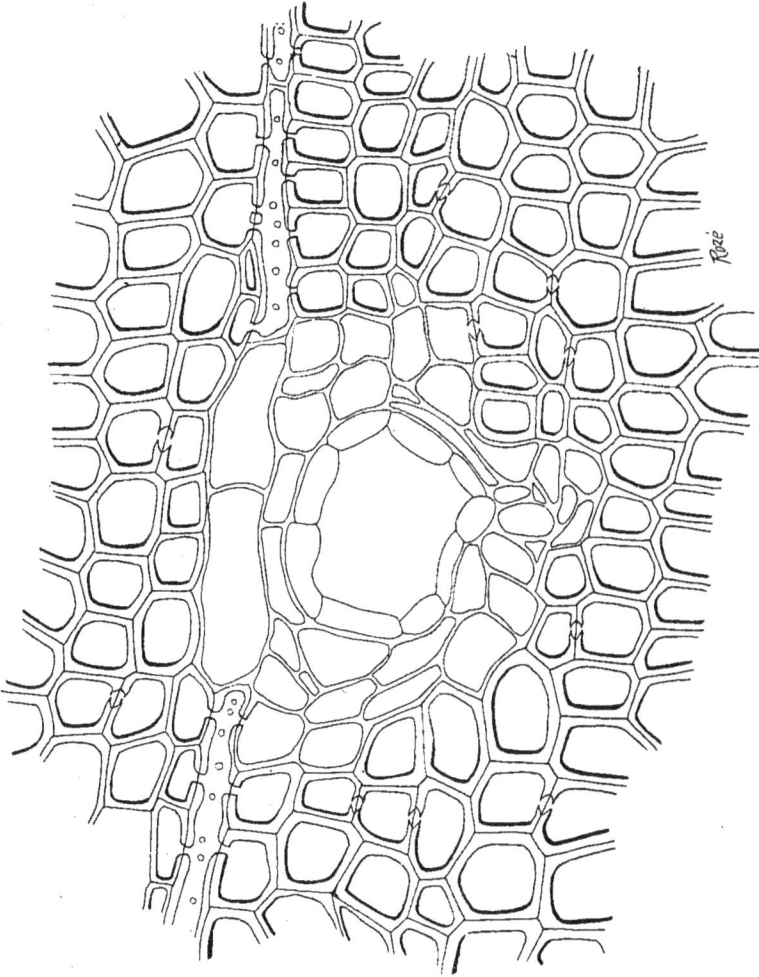

Fig. 33. — Canal sécréteur dans le bois de la tige jeune. — Gr. = 380 diam.

rayons médullaires jouent un rôle prépondérant dans le drainage vers l'écorce des produits résineux formés par les canaux sécréteurs, à tel point que, sur certaines coupes, on est tenté de confondre ces rayons médullaires avec des canaux sécréteurs perpendiculaires à l'axe du tronc.

Les produits résineux ainsi drainés s'accumulent en partie dans le bois, en partie dans l'écorce. Dans le bois des deux ou trois années précédentes, la localisation des produits résineux s'effectue surtout dans les trachéides de bois d'automne. Celui de printemps, à trachéides largement ouvertes, n'en présente pas ou très peu. Mais la majeure partie des produits résineux atteignent l'écorce où ils s'accumulent alors, provoquant parfois, chez les arbres âgés, une turgescence telle, que la résine s'écoule goutte à goutte par les minces déchirures qu'elle provoque dans les tissus, phénomène que l'on peut facilement observer dans les pinèdes, où l'on constate la présence sur le sol, tout autour de l'arbre, des produits ainsi exsudés.

Lorsque le parenchyme cortical a disparu et que l'écorce n'est plus formée que par le liber, c'est dans ce dernier que viennent s'accumuler les produits résineux.

En somme, l'examen microscopique montre nettement que dans la tige, c'est dans l'écorce (parenchyme cortical), dans le liber (liber écrasé et liber jeune), et dans le bois des deux ou trois années précédentes (bois d'automne surtout) que viennent s'accumuler les produits résineux formés en abondance par les canaux sécréteurs du bois.

Après avoir étudié ainsi la structure des canaux sécréteurs, leur localisation et leur fonctionnement, il est indispensable de suivre maintenant quelques-unes des variations qu'ils présentent.

Dans les tiges de quatre ou cinq millimètres de diamètre,

les canaux sécréteurs de l'écorce subissent une dégénérescence bientôt suivie de leur disparition. Ce phénomène est dû à deux causes distinctes et probablement simultanées. En effet, dans le parenchyme encore normal, certains canaux sécréteurs présentent des phénomènes de dégénérescence ab-

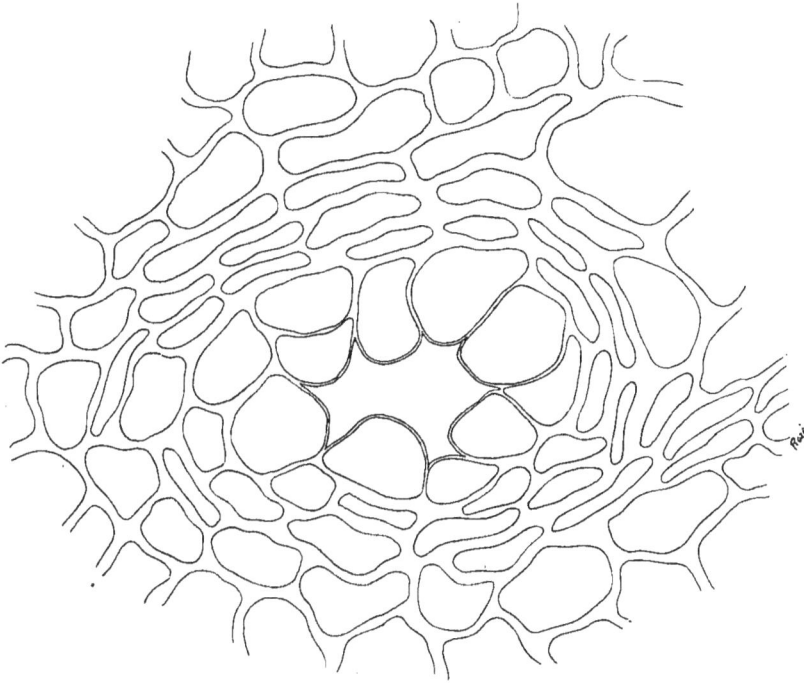

Fig. 34. — Canal sécréteur en voie de dégénérescence dans le parenchyme cortical de la tige. — Gr. = 300 diam.

solument certains. On voit ainsi les cellules sécrétrices subir un accroissement anormal qui détermine une obstruction plus ou moins complète de la cavité du canal sécréteur (fig. 34). En même temps, ces cellules perdent leur fonction sécrétrice, s'incrustent de lignine, pendant que les cellules collenchymateuses enveloppant le canal s'imprègnent de subérine et montrent dans leurs cavités quelques cristaux d'oxalate de calcium. Enfin, apparaît à leur niveau une véritable assise génératrice subéreuse, isolant complètement le canal sécréteur du reste de l'écorce.

Dans d'autres cas (*fig.* 35), la cavité du canal reste béante.

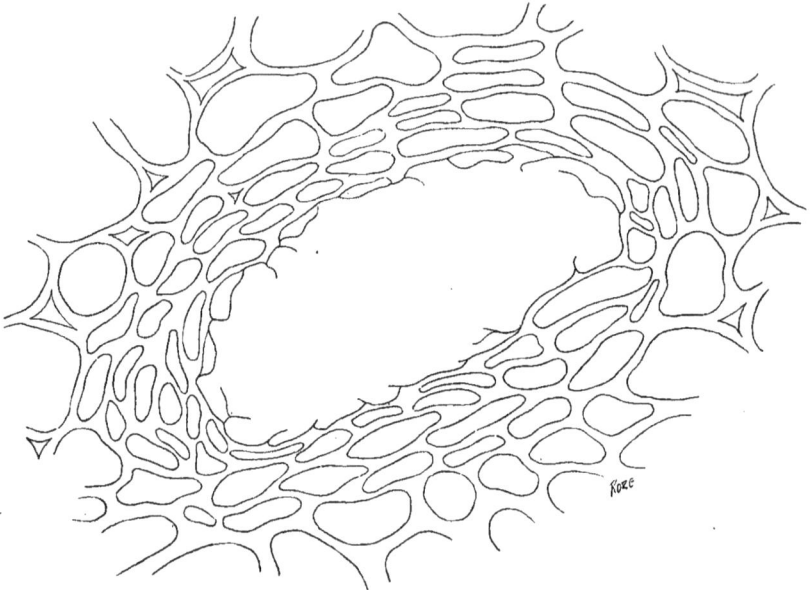

Fig. 35. — Canal sécréteur en voie de dégénérescence dans le parenchyme cortical de la tige. — Gr. = 300 diam.

Les cellules sécrétrices disparaissent, soit par destruction de leur membrane soit que, après épuisement de leur fonction sécrétrice, ces cellules subissent un aplatissement complet. Les cellules collenchymateuses entourant le canal se sont complètement subérisées ou lignifiées, de telle sorte que dans ce cas comme dans le précédent, la cavité du canal sécréteur est isolée du reste de l'écorce.

Cet anéantissement des canaux sécréteurs est accompagné (*fig.* 15), comme je l'ai déjà indiqué, par une exfoliation qui les fait disparaître avec l'ensemble du parenchyme cortical. Ainsi s'explique l'absence de canaux sécréteurs dans l'écorce de toutes les tiges ayant plus d'un centimètre de diamètre.

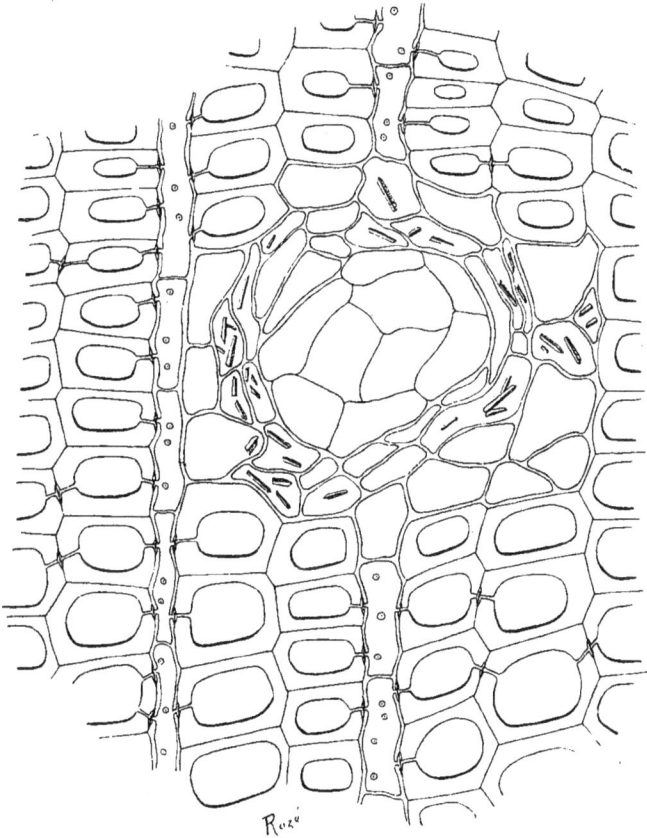

Fig. 36. — Canal sécréteur épuisé dans le bois de la tige. — Gr. = 300 diam.

Les canaux sécréteurs du bois subissent eux aussi des phénomènes de dégénérescence analogues. C'est ainsi que

l'on voit dans le bois correspondant au plus tard à la quatrième année précédente, c'est-à-dire à la partie la plus externe du duramen, les canaux sécréteurs perdre leurs fonctions sécrétrices. En même temps, la cavité du canal est en-
vahie par les cellules secrétrices qui, en se multipliant ou en
se cloisonnant, ne tardent pas à en obstruer complètement le
lumen. Au même moment, la plupart des éléments parenchymateux déjà signalés autour du canal sécréteur et l'isolant
des trachéides voisines, s'inscrustent de subérine, tandis qu'apparaissent dans leurs cavités un certain nombre de petits cristaux prismatiques d'oxalate de calcium (*fig.* 36).

Ce mode de dégénérescence des canaux sécréteurs du bois
est le seul que j'aie toujours observé.

Ces dispositions anatomiques étant suffisamment connues,
il est nécessaire d'exposer maintenant quelques modes d'extraction de la résine. Je m'en tiendrai au procédé landais et
à un procédé nouveau « le système Gilmer », les seuls que
j'aie pu moi-même observer.

Dans le procédé landais, la première opération consite à râ-
cler superficiellement l'écorce, en levant les parties grossières,
rugueuses et sèches, sans atteindre la région vive: c'est le parement du pin. Ce parement se fait sur la face la plus vigou-
reuse du Pin (*poitrine* ou *teneille*), c'est-à-dire celle qui est
opposée à la direction ordinaire du vent. Le côté opposé est
le *dos* ou *esqui*. Du côté poitrine, la cicatrisation se fait mieux,
la sève est plus abondante, la pluie tombe moins sur la plaie.

Puis le résinier procède à l'établissement de la *quarre*. Au
moyen d'un instrument tranchant tout spécial, le *hachot* ou
hapchot, dont la courbure particulière donne à la plaie une
surface légèrement concave, il fait à l'arbre, dans la partie

parée et en suivant le fil du bois, une blessure superficielle intéressant l'écorce et l'aubier d'une largeur de 9 centimètres sur une longueur croissante et d'une profondeur qui ne doit pas dépasser 1 centimètre et demi, la résine abondant près de la surface.

A la base de cette plaie, avant ou après l'avoir faite, on enfonce une lame de zinc (*crampon*, *gouttière* ou *languette*), légèrement courbe et un peu inclinée vers le bas. On la pousse dans une rainure faite par un large ciseau courbe, le porte-crampon. Au-dessous encore, à une distance calculée un long clou est piqué dans le tronc de l'arbre ; il est très légèrement relevé et soutient un pot de terre analogue à un vase à fleurs. Le crampon dirige dans le pot l'écoulement de la résine.

Comme la résine se solidifie par évaporation et bouche ainsi les rayons médullaires qui la déversent, il est nécessaire de rafraîchir la plaie au moyen du hachot qui doit être très tranchant. On enlève alors une petite lame de bois de la largeur de la quarre et d'environ 20 à 25 centimètres de long, commençant à 1 ou 2 centimètres au-dessus de la plaie précédente. Cette opération est le *piquage* du Pin. Elle augmente chaque fois un peu la hauteur de la quarre sans modifier la largeur.

Les *piques* se font à peu près tous les huit jours en été, tous les dix à douze jours en hiver quand il fait moins chaud.

Dès la quatrième année on établit une deuxième quarre à côté de la première. Après la quatrième année (fin de la première quarre), on laisse reposer deux ans et après la huitième (fin de la deuxième quarre), un an, à moins que les arbres n'aient été gemmés tard et soient asez gros (1ᵐ10 à 1ᵐ20 de tour), auquel cas cette précaution est inutile.

5

Lorsque les pots sont à peu près remplis, on procède à l'*amasse* de la résine. On recueille le contenu des pots dans une sorte de panier de bois appelé *quarte* ou *squarte*. Ce récipient est transvasé à son tour dans des tonneaux de 200 à à 400 litres. On fait à peu près six à sept amasses par an.

Le procédé Gilmer a été exposé par Louis Planchon (1912[4]), et je me contenterai de citer ici sa description :

« Le système nouveau renonce à la quarre extérieure. Sur un point de l'arbre, aussi bas que possible, c'est-à-dire, entre 40 et 60 cent. du sol, on fait au moyen d'une tarière d'environ 16 millim., de diamètre, deux trous divergeant en V à partir de l'orifice extérieur et dirigés à travers l'aubier, très obliquement de bas en haut, sur une profondeur un peu variable (15 cent. en moyenne) et qui ne doivent dans aucun cas traverser en séton.

» Puis, autour de l'orifice commun, deux ou trois coups de maillet frappés sur un instrument spécial à tranchant circulaire tracent un fin sillon.

» Ce travail préparatoire exécuté (il est très rapide), il reste à placer l'appareil récepteur qui se compose d'un récipient en verre et d'une armature métallique en zinc. Deux sortes de couvercles sont soudés à angle droit et offrent chacun un secteur vide dont les bords sont réunis par une double lame de même nature, entre lesquelles s'écoulera la résine. Le bord de l'un de ces couvercles pénètre exactement dans le sillon circulaire qu'on vient de tracer dans l'écorce et assure la fermeture hermétique ; le bord de l'autre offre deux petites saillies internes : un simple mouvement de torsion fixe là un récipient en verre épais, conique, à sommet arrondi et dont la base offre une sorte de pas de vis. Cela tient fort bien, surtout si un peu de résine tend à engluer les surfaces en contact.

» Mis en place et retenu par prudence par deux clous tordus dont la présence est presque inutile, l'appareil est prêt à fonctionner. La résine s'écoule grâce à la pente de la galerie, à l'abri complet de l'air, jusque dans le premier couvercle et de là dans le pot. Quand le récipient est plein, on peut d'une seule main, avec un peu d'habitude, le dévisser, le vider et le remettre en place.»

Le rôle des rayons médullaires dans l'excrétion de la résine n'avait pas été jusqu'à aujourd'hui suffisamment mis en évidence et on ne peut se défendre d'un certain étonnement en voyant comment le procédé de résinage le plus anciennement connu avait su tirer parti de cette disposition anatomique. Et de ce fait, le procédé landais qui en est le prototype paraît bien être le plus avantageux. Le *hachot* du résinier en ouvrant la quarre, entaille tous les rayons médullaires aboutissant à la surface qu'il met à nu et favorise ainsi le départ de la résine qui gorge ces rayons médullaires. Mais, grâce à la direction toujours parallèle à l'axe de l'arbre que suivent les canaux sécréteurs, les blessures faites à la surface du tronc n'intéressent qu'un petit nombre d'entre eux, laissant intacts, les plus profondément situés. Sans entraver l'activité de ces canaux sécréteurs, les entailles facilitent le départ des produits résineux auxquels ces canaux donnent naissance. Quand interviendra le rajeunissement des quarres, on éliminera les canaux sécréteurs en partie épuisés par l'écoulement des produits résineux qu'ils renfermaient et on entaillera vers la profondeur les rayons médullaires obstrués par la résine concrétée au voisinage de la surface. Ces « piques » successives de la quarre seront effectuées tant que les rayons médullaires de la région du bois en pleine activité sécrétrice (*aubier*) pourront être atteints ; il est inutile d'entailler le duramen, dont les canaux sécréteurs sont obstrués ou dégénérés.

Comme on le voit, un tel procédé est en corrélation étroite avec les détails de structure du *P. halepensis*, structure que l'étude anatomique était seule susceptible de mettre en lumière.

Mais il n'est pas cependant sans inconvénients. Il entraîne en effet des pertes sérieuses en essence de térébenthine, par suite d'un écoulement trop prolongé de la résine au contact de l'air (VÈZES, 1912). Un mode d'extraction qui éviterait ce grave inconvénient tout en gardant les avantages du procédé landais et assurerait à la résine un écoulement rapide à l'abri de l'air serait certainement le procédé idéal. Le système Gilmer paraît être une tentative très heureuse dans ce sens. Sans doute, les trous percés par la tarière atteignent un nombre relativement faible de canaux sécréteurs. Mais il faut tenir compte du fait que les canaux sécréteurs sont continus et que toute ouverture pratiquée sur un des nombreux rayons médullaires en relation avec tel canal sécréteur, sera suffisante pour assurer un écoulement rapide et complet de toute la résine encore contenue dans ce canal ou qu'il est susceptible de former par la suite ; l'écoulement est en effet favorisé dans cette zone par une diminuton de pression due à l'entaille que l'on y fait. Les canaux sécréteurs sectionnés sur le trajet de la tarière laisseront écouler leurs produits résineux dans le trou frayé par cette dernière et n'en continueront pas moins à fonctionner normalement. Enfin, les canaux sécréteurs laissés intacts entre le trou et l'extérieur fourniront également des produits résineux susceptibles d'être utilisés au même titre que ceux accumulés dans le liber, avantage auquel ne saurait prétendre le procédé landais qui, pour établir la quarre, élimine ces parties extérieures. Enfin, grâce au dispositif si ingénieux qui permet de recueillir la résine ainsi drainée, tout contact avec l'air, par suite toute évaporation de l'essence, est à peu près supprimée. Lorsque l'écoulement cessera ou se ralentira trop, des alésages successifs pratiqués à l'aide de tarières de plus en plus larges aviveront les rayons médullaires, assurant ainsi une excrétion nouvelle encore très abondante.

Pratiquement, ce procédé ne paraît pas être dépourvu de graves inconvénients. Malgré la continuité des canaux sécréteurs, il est bien évident que l'effet produit par la tarière restera inférieur à celui des quarres entaillant directement et sur une surface relativement très grande, tous les rayons médullaires qui aboutissent à la surface d'exploitation. De plus, il sera bien difficile de diriger la tarière de façon telle qu'elle n'entame pas une couche trop mince de l'aubier et n'empiète pas sur le liber, et il sera tout aussi difficile par suite de la forme cylindrique du tronc d'éviter que la sécante oblique, tracée par la tarière en pénétrant dans l'arbre, ne traverse par le duramen, région où toute activité sécrétrice a presque complètement disparu : ce dernier inconvénient est certainement le plus sérieux, car géométriquement il ne peut être évité. Cependant, malgré ces inconvénients, peut-être plus théoriques que réels, ce procédé donne en Amérique d'excellents résultats. Dans nos régions, il a été trop peu appliqué encore pour affirmer que le climat sec et chaud n'est pas un obstacle sérieux : l'atmosphère chaude et humide des régions sud de l'Amérique du Nord, où ce procédé est utilisé, est trop spéciale pour ne pas être mise en compte. De nouvelles recherches s'imposent absolument sur ce point.

Mes observations anatomiques m'ont amené à rechercher l'état des canaux sécréteurs sur les quarres, aux différents stades du gemmage. Jamais je n'ai rencontré de modifications particulières. Au cours du gemmage, les canaux sécréteurs, même ceux les plus voisins de la surface, conservent la structure de canaux sécréteurs en pleine activité. Ceci n'a d'ailleurs rien de bien surprenant puisque ce sont les rayons médullaires qui interviennent seuls pour l'exsudation de la résine à la surface de la blessure déterminée par l'outil du résinier, ce rôle des canaux sécréteurs étant absolument conforme à celui qu'ils jouent sur la tige normale.

Lorsqu'on examine enfin une quarre complètement épuisée, les canaux sécréteurs que l'on observe à la surface ou dans la profondeur ont tous les caractères précédemment décrits des canaux sécréteurs dégénérés. Cela non plus ne saurait surprendre puisque tout l'aubier a été enlevé par des râclages excessifs et que seul subsiste en ce point le duramen.

Ces dispositions étant suffisamment connues, il m'a paru intéressant de voir si telle ou telle opinion des résiniers trouvait dans l'anatomie microscopique une justification. Je me suis contenté de vérifier les assertions les plus connues, et surtout celles présentant quelque intérêt.

Telle est l'assertion de résiniers, assurant que le pin donne au gemmage dans nos régions plus de résine sur la face exposée au midi, c'est-à-dire à l'abri du mistral, que sur celle exposée au nord. J'ai, pour le vérifier, fait des prélèvements sur des Pins de différents âges, en tenant compte de ces deux

orientations. Les coupes transversales ont toujours confirmé
l'opinion des praticiens.

Au nord, les canaux sécréteurs sont petits, peu nombreux
et isolés. Les rayons médullaires dans cette région sont moins

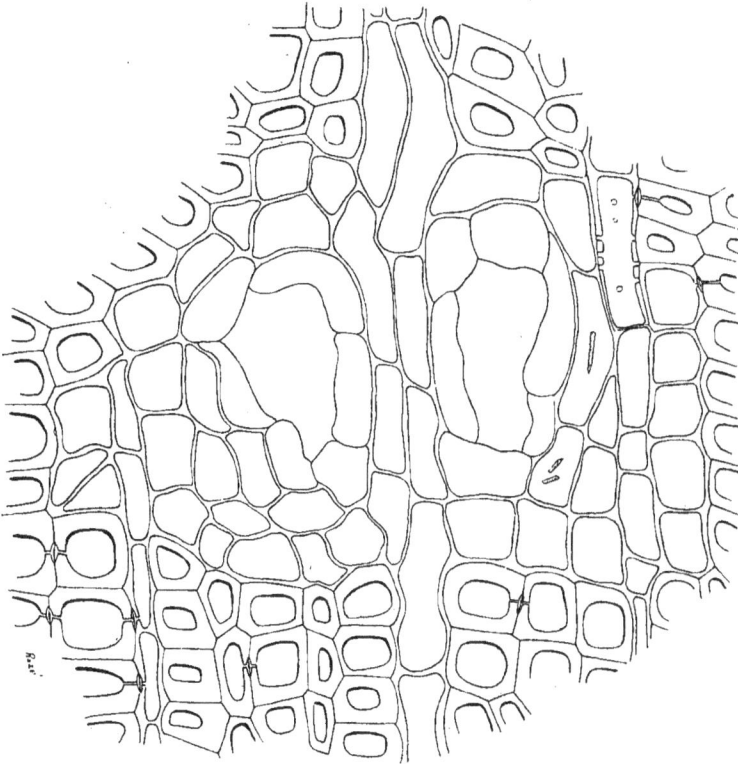

Fig. 37. — Canaux sécréteurs contigus dans le bois exposé au midi. —
Gr. = 300 diam.

gorgés de résine que ne le sont ces mêmes tissus sur le côté
opposé. Des coupes faites au contraire dans le bois exposé
au midi offrent un contraste frappant et qui ne saurait échap-
per même à un examen superficiel. Dans cette région en effet

les canaux sécréteurs sont beaucoup plus abondants, un peu
plus développés, et, fait remarquable, au lieu d'être, comme
dans la plupart des cas, séparés largement les uns des autres par des lames épaisses de trachéides, ils se présentent
presque toujours ici plus ou moins associés en sortes de pla-
ges où deux, trois, quatre canaux sécréteurs se trouvent réunis
par leurs bords. D'autre part, on observe souvent dans cette
zone deux canaux sécréteurs voisins séparés l'un de l'autre
par un rayon médullaire et flanqués sur leurs bords opposés
d'un autre rayon médullaire cellulosique ou incrusté (*fig.* 37).
Cet encadrement très étroit de ces canaux sécréteurs paraît
être spécial à cette région.

Quoiqu'il en soit, un surcroît d'activité sécrétrice dans la
zone sud est absolument certain.

Lorsque les quarres ont un certain âge, on constate sur
les bords de la plaie la présence d'un bourrelet, plus ou moins
saillant selon l'ancienneté de la quarre et qui empiète sur cette
dernière. Or, ce bourrelet fournit, lorsqu'on le pique avec une
aiguille ou qu'on l'entaille au couteau, une exsudation résineuse des plus abondantes. Il m'a paru intéressant de voir
si ce tissu cicatriciel ne contenait pas des formations sécrétrices particulières. Les recherches anatomiques n'ont nulle-
ment confirmé cette opinion. Bien au contraire, elles m'ont
toujours montré, dans cette région, une structure identique
à celle de la tige normale. Tout au plus le liber reste-t-il en
ce point plus longtemps vivant, atteignant alors une épaisseur
plus grande et par suite une plus grande richesse en résine.
Quant au bois du bourrelet, il ne présente ni plus, ni moins
de canaux sécréteurs que le bois normal le plus voisin.

Il ne semble donc pas qu'il y aurait avantage à essayer

le gemmage de cette région, tout au moins dans l'espoir d'un
rendement élevé en résine. Ce gemmage nécessiterait d'ailleurs une trop longue période d'attente, et ce fait seul explique
sans doute l'indifférence des résiniers pour l'exploitation de
ce tissu cicatriciel. Enfin les résiniers admettent qu'un arbre
portant un champignon parasite (Polypores) ne donne pas de
résine sur une assez grande surface au voisinage du champignon. En effet, les coupes montrent que le mycelium du parasite pénètre dans le bois en suivant les rayons médullaires
pour atteindre les canaux sécréteurs qu'il entame plus ou
moins, pénétrant même dans leur cavité. Dans toute cette
région le bois ne présente plus que des traces de résine;
les canaux sécréteurs eux-mêmes ont subi une dégénérescence
profonde et ne contiennent presque plus de produits résineux.
La disparition de ces derniers s'observe dans tout le voisinage du champignon et corrobore bien l'assertion des praticiens.

CHAPITRE II

ETUDE CHIMIQUE

Une étude sommaire de la térébenthine et de l'essence de térébenthine du *P. halepensis* m'a semblé s'imposer à la suite de la première partie de ce travail.

En effet, d'une part, la valeur de la matière première est dépendante de son rendement en essence ; d'autre part, les diverses essences de térébenthine sont assez différentes les unes des autres, et il est utile de savoir en faire la distinction.

La gemme de Pin d'Alep que j'avais pu me procurer provenait de La Barben (B.-d.-R.), où je l'avais recueillie moi-même dans les pots suspendus aux arbres exploités.

C'était une masse jaune-blanchâtre, assez grossièrement grenue, d'une consistance de miel épais, d'une odeur térébenthinée un peu spéciale, d'une saveur amère et âcre désagréable. Elle était mélangée de quelques aiguilles de pin, de lambeaux de branches, de morceaux d'écorce, d'insectes, etc. J'ai dû épurer cette gemme par fusion. Les impuretés (eau et matières étrangères) plus lourdes ont été ensuite séparées par décantation.

Térébenthine. — La térébenthine ainsi obtenue constituait une masse d'une parfaite homogénéité, plus finement grenue et plus claire que la gemme brute, ne se séparant pas en deux couches comme la térébenthine de Bordeaux. Elle s'enflammait assez facilement en répandant une forte odeur désagréable et en produisant une flamme rougeâtre et une épaisse fumée noire. Son point de fusion était égal à 82°.

Insoluble dans l'eau, presque entièrement soluble dans l'alcool et le chloroforme, soluble en grande partie dans la benzine et l'éther, elle se dissolvait moins dans les huiles et le sulfure de carbone.

Elle se solidifiait en 24 heures par 1/32 de son poids de magnésie, et en quelques jours avec 1/50 de ce produit.

Exposée à l'air, en couche mince, elle durcissait rapidement.

Cette résine avait une réaction acide, et sa solution alcoolique rougissait faiblement, mais nettement le tournesol. Son indice d'acidité a été trouvé égal à 180,22.

M. REUTTER (1912) a tout récemment étudié la composition d'une gemme de *P. halepensis* qui avait été adressée par M. le Professeur Louis Planchon au laboratoire de matière médicale de l'Ecole supérieur de pharmacie de Paris. Cette gemme était formée de :

Acides extraits lors de l'agitation avec du carbamate d'ammonium	19
Acides extraits lors de l'agitation avec du carbamate de sodium	53
Essence	14.4
Résine	6.6
Débris végétaux	7 »
	100 »

Les acides extraits par cet auteur ont reçu les noms de :
1° acide hélépinique; 2° acide α hélépinique ; 3° acide β
hélépinolique ; 4° acide héléponique.

D'autre part cette gemme a fourni les constantes suivantes:
Point de fusion, 83° à 85° ; indice d'acidité, entre 180.75 et
182.74 ; indice de saponification, entre 196.5 et 199.3 ; indice
d'éther, entre 15.7 et 16.5.

La gemme que j'ai pu étudier m'a donné 22 pour 100 d'essence de térébenthine tandis que celle analysée par M. Reutter n'a donné que 14.4 pour 100. Le séjour prolongé de cette
dernière gemme soit au laboratoire de Montpellier, soit à
celui de Paris ayant permis à une partie de l'essence de s'éva-
porer ou de se résinifier, la distillation ne pouvait fournir
qu'une faible proportion d'essence de térébenthine, proportion qui, dans le cas présent, est bien inférieure à la moyenne.

Essence de térébenthine. — Les trois échantillons d'essence
de térébenthine de Pin d'Alep sur lesquels j'ai opéré étaient
de provenances différentes et d'origines absolument authentiques.

Le premier m'avait été remis directement par M. Julien,
qui exploite à *La Barben* (B.-d.-R.) une pinède de 1600 hectares. Le second avait été adressé à M. le professeur Louis
Planchon par M. Brémond, maire de Septèmes (B.-d.-R.) et
provenait de la distillation de résine recueillie dans ses propriétés de pins, actuellement en plein rapport. Le troisième échan-
tillon avait été déposé au laboratoire de matière médicale en
1907 par MM. Serre et Galibert. Ces derniers, en vue d'une
exploitation future, avaient extrait de Pins d'Alep leur appar-
tenant et situés à Baillarguet près Montpellier, quelques ki-
logs de gemme qu'ils avaient adressés à Bordeaux au labora-

toire des résines. L'essence recueillie par distillation de cette gemme, composait le troisième produit.

Les deux premiers échantillons étaient de fabrication toute récente ; le troisième datait de cinq ans déjà.

L'essence de La Barben était incolore ; celle de Septèmes très légèrement verdâtre ; celle de Baillarguet avait une légère teinte jaune. Toutes trois avaient la même odeur forte, caractéristique, facile à distinguer de l'essence des Landes. Les deux premières se volatilisaient sans résidu ; la troisième en laissant un dépôt jaune relativement abondant.

Chauffées, elles répandaient une vapeur très inflammable à l'air. Elles brûlaient avec une flamme éclairante et fuligineuse.

Insolubles dans l'eau, solubles dans 7 à 8 fois leur poids d'alcool à 90°, elles se mélangeaient en toutes proportions avec l'alcool absolu, l'éther, le chloroforme, le sulfure de carbone, la benzine. Elles dissolvaient les corps gras, la cire, le caoutchouc, les résines. Elles se dissolvaient en fonction de la température dans l'acide acétique, l'aniline, etc.

L'étude de ces essences a donné les résultats indiqués dans le tableau suivant :

Echantillons n°	Provenance	Densité à 15°	Point d'ébullit.	Indice d'acidité	Résine pour 100	Indice de réfraction à 15°	Pouvoir rotatoire tube de 100 mm.	Indice de trouble anilique
1	La Barben...	0.8654	155°	0.112	0gr065	1.4687	+40°36'	251
2	Septèmes	0.8655	155°	0.336	0gr198	1.4684	+40°	250
3	Baillarguet .	0.9150	134°	8 40	4gr94	1.4783	+ 8°45'	< 0

Ces trois essences sont dextrogyres. Les deux premières ont donné des résultats très peu différents. L'essence de Baillarguet doit, à la date un peu ancienne de sa fabrication, une densité plus forte, une indice d'acidité et un indice de réfraction plus élevés, tandis que diminuent son pouvoir rotatoire et son indice de trouble anilique.

Afin de pouvoir mieux établir une distinction entre les essences de La Barben et de Septèmes, de fabrication récente, j'en ai opéré le fractionnement sur 100 centimètres cubes, d'après les indications de MM. Blarez et Vèzes (BLAREZ, 1910 ; VEZES, 1909). Après avoir recueilli quatre fractions de 20 centimètres cubes, le résidu constituant une cinquième fraction, j'ai renouvelé les déterminations faites pour l'essence nature. Les résultats que j'ai obtenus sont les suivants :

ESSENCE DE LA BARBEN

	Température de distillation	Pouvoir rotatoire $[\alpha]_D$ tube de 100 ^{m}$_T$^{m}	Indice de réfraction à 15·	Indice de trouble anilique en 1/10 du degré	Densité à 15·
Première fraction..	155°	$+41°20'$	1.4684	265	0.8647
Deuxième — ..	156°	$+41°18'$	1.4685	264	0.8648
Troisième — ..	156°	$+41°16'$	1.4686	263	0.8656
Quatrième — ..	156°25	$+41°4'$	1.4687	259	0.8658
Résidu...........	156°5	$+38°48'$	1.4703	226	0.8700
Essence nature....	»	$+40°36'$	1.7687	z51	0.8654

ESSENCE DE SEPTÈMES :

	Température de distillation	Pouvoir rotatoire $[\alpha]_D$ tube de 100 ^{m}l^{tn}	Indice de réfraction à 15·	Indice de trouble anilique en 1/10 du degré	Densité à 15·
Première fraction..	155°	+40°58'	1.4674	262	0.8642
Deuxième — ..	156°	+40°52'	1.4681	260	0.8649
Troisième — ..	156°25	+40°48'	1.4684	258	0.8660
Quatrième — ..	157°	+40°36'	1.4685	253	0.8662
Résidu..........	157°5	+37°30'	1.4706	213	0.8730
Essence nature....	»	+40°	1.4684	250	0.8655

Les quatre premières fractions de ces deux essences ont des constantes physiques à peu près identiques. Seul, le résidu non distillé a fourni des chiffres s'écartant notablement de ceux des distillats.

La différence entre les nombres fournis par les indices de la première fraction et ceux du résidu, est plus élevée pour l'essence de Septèmes que pour celle de La Barben. Cependant la différence entre les deux pouvoirs rotatoires est sensiblement la même pour les deux essences.

M. Vèzes (1909[1]) pour des échantillons provenant d'Algérie et de Provence a trouvé les chiffres suivants :

d_{25} = 0.8552 à 0.8568 ; $[\alpha]_D$ = 46°7 à 47°6 ; n_D à 25° = 1.4638 à 1.4652, soit en ramenant la densité à 15° en se servant du facteur 0.0008 par degré d'écart dont parle M. Blarez (1910) et l'indice de réfraction au moyen de coefficient 0.00045 indiqué par le même auteur d_{15} = 0.8632 à 0.8648 ; $[\alpha]_D$ = 46°7 à 47°6 ; $[n_D]$ à 15° = 1.4683 à 1.4697.

Il résulte de la comparaison que les essences qui j'ai examinées sont plus lourdes que celles étudiées par M. VÈZES, que le pouvoir rotatoire en est moins élevé, et qu'elles fournissent le même indice de réfraction.

FLAWITZKY a indiqué pour le d-pinène (VÈZES, 1909[1]) : Point d'ébullition 156° ; d_{25} = 0.8545 ; $[\alpha]_D$ = 45°04 ; n_D à 25° = 1.4637 qui ramenés à 15° au moyen des indices dont il est parlé plus haut, deviennent : Point d'ébullition, 156° ; d_{15} = 0.8625 ; $[\alpha]_D$ = 45°04 ; n_D à 15° = 1.4682.

WALLACH donne d'autre part (VÈZES 1909[1]) pour le pinène inactif régénéré de son nitrosochlorure les nombres suivants (après correction de température): Point d'ébullition 155°156°: D_{15} = 0.8620 ; n_D à 15° = 1.4680.

Pour le pouvoir rotatoire, l'écart est assez sensible, mais en revanche, l'accord pour les autres indices est très satisfaisant. Il est donc permis de conclure comme l'a d'ailleurs déjà fait M. VÈZES (1909[1]) que les 4/5 de l'essence de térébenthine du Pin d'Alep sont constitués du d-Pinène presque pur.

CHAPITRE III

ESSAIS PHARMACEUTIQUES

J'ai tenu à ne pas terminer mon travail sans faire quelques-unes des préparations pharmaceutiques inscrites au Codex, dans lesquelles j'ai remplacé la térébenthine et les dérivés de la térébenthine du *Pinus Pinaster* par la térébenthine et les dérivés de la térébenthine du *Pinus Halepensis*.

Les pilules préparées avec les térébenthines de ces deux espèces sont identiques. En effet, la masse pilulaire, dans les deux cas, est de même consistance et durcit dans le même temps. Sous l'action de la chaleur de la main comme dans l'eau chaude, le ramollissement des pilules s'effectue aussi rapidement. La potasse les dissout lentement à froid, rapidement à chaud en donnant une solution colorée en jaune ambré et un résidu blanc, légèrement jaunâtre. Elles se désagrègent dans l'alcool qui reste incolore sur un résidu blanc. A froid, l'acide chlorhydrique les dissout lentement et en partie ; l'action est beaucoup plus rapide à chaud et donne une solution incolore et un résidu jaune foncé de résine.

Le *sirop de térébenthine* du Pin d'Alep est semblable au sirop de térébenthine du Pin des Landes. Tous deux sont incolores, également fluides et présentent au tournesol une légère acidité qui est dans les deux cas saturée par quelques gouttes d'une solution décinormale de soude. Dix centimètres cubes de sirop de térébenthine du Pin d'Alep sont saturés par deux gouttes d'une solution décinormale de soude, tandis que cinq gouttes sont nécessaires pour la même quantité de sirop de térébenthine de Pin des Landes. Le pouvoir rotatoire du premier sirop est de + 49°38 et celui du second est de + 49°24. (*Le sirop simple employé pour leur préparation déviait également à droite de + 52°26.*)

Les préparations à base de colophane ne m'ont pas permis d'établir une différence entre celles où entrait la colophane du Pin d'Alep et celles préparés avec la colophane du Pin des Landes.

Pour *la pommade basilicum* comme pour *l'onguent styrax* et *l'onguent vésicatoire vétérinaire*, la consistance, la coloration, l'odeur, le point de fusion, restent les mêmes sans qu'il soit possible de déterminer l'origine de la colophane employée.

Le topique à l'huile de croton n'est pas non plus modifié, Le mélange est dans les deux cas d'une couleur jaune verdâtre, limpide, transparent, neutre au tournesol. Seule, l'odeur un peu spéciale de la térébenthine du Pin d'Alep peut retenir l'attention.

Le topique de Lebas ne semble pas subir de changements par la substitution de l'essence de térébenthine du Pin d'Alep à l'essence de térébenthine du Pin des Landes. Les deux produits sont liquides, de même densité et répandent la même odeur de goudron et de térébenthine.

Il est à remarquer que la manipulation de la térébenthine et de l'essence de térébenthine du *P. halepensis*, comme les frictions à base de cette essence et l'absorption des pilu-

les et du sirop communiquent à l'urine une odeur accentuée
de violette. Ce fait est déjà bien connu pour la térébenthine
·et l'essence de térébenthine landaise.

En somme, l'étude très superficielle que j'ai faite de ces
diverses préparations me laisse croire que dans les formules
inscrites au Codex, on pourrait sans aucun inconvénient permettre la substitution des produits du *P. halepensis* aux produits du *P. pinaster*.

Il serait d'ailleurs très difficile, sinon impossible dans le
cas où cette substitution serait effectuée, de pouvoir le constater.

CONCLUSIONS

L'étude anatomique des organes végétatifs du *P. halepensis* montre que la sécrétion s'effectue dans la tige et dans la racine adultes d'après un mode assez uniforme.

La racine se distingue de la tige par la présence dans le bois de canaux sécréteurs d'origine primaire persistant pendant fort longtemps même dans des racines très âgées ; la tige jeune possède dans son écorce des canaux sécréteurs d'origine primaire mais rapidement anéantis par l'exfoliation, dont la tige est le siège dès son jeune âge ; la racine au contraire n'a jamais de canaux sécréteurs dans son parenchyme cortical. Mais, dans la racine adulte et normale aussi bien que dans la tige, on n'observe jamais de canaux sécréteurs dans le tissu libérien, et c'est aux dépens des canaux sécréteurs du bois (canaux sécréteurs primaires et secondaires pour la racine, uniquement secondaires pour la tige) que s'effectue la sécrétion, rendant le *P. halepensis* si précieux comme espèce résinifère.

La résine ainsi formée ne demeure pas dans les parties ligneuses. Elle est sans cesse évacuée vers l'écorce au moyen des rayons médullaires qui remplissent seuls ici ces fonctions de drainage, grâce à leur voisinage constant avec les canaux sécréteurs.

On voit ainsi comment se justifient les procédés d'extraction de la résine. L'opinion des résiniers sur les avantages que présente une quarre exposée au midi, c'est-à-dire contre le vent dominant de nos régions, trouve dans mes recherches une justification absolue, et réellement cette zone est plus riche en canaux sécréteurs que la zone opposée. Il en est de même pour l'opinion voulant qu'un pin qui pousse dans une terre profonde soit moins riche en résine qu'un pin ayant grandi dans un sol rocailleux, ce dernier mode de végétation paraissant favoriser la formation d'organes sécréteurs. Par contre les Polyporées qui se développent parfois sur les Pins gênent la sécrétion résineuse comme le savent d'ailleurs les résiniers. Quant au bourrelet cicatriciel, si intéressante que paraisse son exploitation, elle n'est pas pratiquement à recommander.

L'analyse de la térébenthine et de l'essence de térébenthine du *P. halepensis* conduit à ces conclusions que la substitution de ces produits à ceux du *P. Pinaster* serait à peu près impossible à déceler sans l'opposition manifeste du pouvoir rotatoire des deux essences, les autres propriétés physiques et chimiques étant à peu près identiques.

Enfin, l'analogie des produits pharmaceutiques fabriqués avec de dérivés de la gemme du Pin d'Alep et du Pin des Landes est assez grande pour être prise en considération par la prochaine commission du Codex. Rien à mon avis, ne s'oppose, en effet, à ce que dans un jour prochain les produits extraits du *P. halepensis* deviennent officinaux.

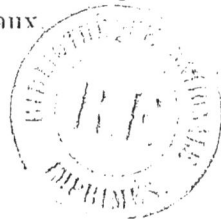

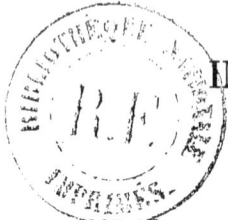

INDEX BIBLIOGRAPHIQUE [1]

—

1907. BERNARD (Ch.). — Le bois centripète dans les Bractées et dans les écailles des Conifères (*Beihefte zum Botan. Centralblatt* Bd. XXII. Abt. I, p. 211, 1907).

1910. BLAREZ (Ch.). — De l'expertise des essences de térébenthine française ou des Landes (*Bull. de la Soc. de pharm. de Bordeaux*, p. 219, 1910).

1911. BLAREZ (Ch.) et VÈZES (M.). — Sur l'essence de Pin des pays du Nord de l'Europe (*Bull. de la Soc. de pharm. de Bordeaux*, p. 167, 1911).

1855. CARRIÈRE (E.-A.). — Traité général des Conifères, 656 p. (Paris, 1855).

1911. CARTER (G.). — *A Reconsideration of the Origin of Transfusion Tissue* (*Annals of Botany*, Vol. XXV, p. 975, 1911).

1911. FLAHAULT (Ch.). — Pin d'Alep (*Annales de la Société d'horticulture et d'histoire naturelle de l'Hérault*, p. 78-83 et p. 94-100. 1911).

1892. GODFRIN (M.-J.). — Sur les canaux résineux de la feuille du sapin : leurs communications avec ceux de la tige (*Bull. de la Soc. Bot. de France*, t. 39, pp. 196 à 199, 1892).

1911. HERTY (Ch.). — *Relation of Light chipping to the commercial Yeld of naval Stores* (*U. S. Department of Agriculture-Forest Service*. Bulletin 90, pp. 1 à 36, 1911).

---

(1) Dans cet index ne sont cités que les ouvrages signalés dans ce mémoire ou que j'ai consultés pour l'écrire.

1910. Planchon (L.). — Le résinage du Pin d'Alep dans le département de l'Hérault (*Bull. de pharm. du Sud-Est*, XV° ann., oct. 1910).

1911. — Exploitation de la résine du Pin d'Alep dans l'Hérault (*Bull. de la Soc. d'encouragement à l'Agriculture de l'Hérault*, 1910, et *Annales de la Société d'horticulture et d'histoire naturelle de l'Hérault*, L, pp. 348-354, 1910 et LI, p. 44 à 50, 1911).

1912[1]. — Le Pin d'Alep et son avenir dans le Midi de la France (Extrait de *La vie agricole et rurale*, 20 avril 1912).

1912[2]. — L'industrie de la résine dans le département des Bouches-du-Rhône (*Annales de la Société d'Horticulture et d'Histoire Naturelle de l'Hérault*, septembre-octobre 1912).

1912[3]. — Le Pin d'Alep et le reboisement des garigues (*Pins et résineux*, 20 avril 1912).

1912[4]. — Explications données dans les pinèdes de Baillarguet aux visiteurs du 27 avril (*La sylviculture à l'exposition agricole de Montpellier. Conférences publiées par la Soc. d'Encouragement à l'Agriculture de l'Hérault*, 1912).

1912. Reutter (L.). — Analyse d'une résine de *Pinus Halepensis* Mill. de Montpellier (*Journ. de pharm. et de chim.*, S. VII, t. VI, pp. 497 à 500, 1912).

1893. Tschirch (A.). — Ueber die Bildung von Harzen und ätherischen Oelen im Pflanzenkörper (*Separat. Abdruck aus Pringsheim's Jahrbüchern für wissensch. Botanik* Bd. XXV, Heft 3, p. 370, 1893).

1894. — Ueber Secrete und Secretbildung (*Separatabdruck aus der Zeitschrift des « Allgemeinen österr. Apotheker-Vereines »*, Br. 30, p. 1, 1894).

1896. — Recherches sur les sécrétions végétales. Recherches sur la formation des sécrétions dans les plantes (*Archives des Sciences physiques et naturelles*, 101° année, 4° période, t. II, p. 1, oct. 1896).

✱

1898.   —   Untersuchungen uber die Secrete *(Besonderer ab-druck A. D. Archiv. D. Pharmazie*, 236, Bd., p. 74, 1 Heft, 1898).

1899.   —   Untersuchungen uber die Secrete (*Besonderer ab-druck. A. D. Archiv. D. Pharmazie*, 237, Bd., 5 Heft, p. 369, 1899).

1904.   —   Untersuchungen uber die Sekrete (*Besonderer ab-druck A. D. Archiv. D. Pharmazie* 243 Band., 2. Heft., p. 81, 1904).

1906.   —   System der Sekrete (*Sonderabdruck aus « Pharma-ceutische Centralhalle »*, 1906, Nr. 17, p. 329, 1906).

1907.   —   Grundlinien einer physiologischen Chemie der pflan-zlichen Sekrete (*Bulletin scientifique Suisse*, série B : *Chemie-Pharmakologie*, p. 23, 1907).

1912.   —   Aleppofichtenöl (*Hanbuch der Pharmakognosie*, p. 897, Lieferung, 32, 10 décembre 1912).

1891[1]. VAN TIEGHEM. — Sur les tubes criblés extra-libériens et les vaisseaux extra-ligneux (*Journ. de Bot.*, t. V, p. 117, 1891).

1891[2].   —   Un nouvel exemple de tissu plissé (*Journ. de Bot.*, t. V, p. 165, 1891).

1891[3].   —   Sur la structure primaire et les affinités des Pins (*Journ. de Bot.*, t. V, pp. 265 et 281, 1891).

1909[1]. VÈZES (M.). — Sur la gemme du Pin d'Alep (*Bull. de la Soc. Ch. de Fr.*, 4ᵉ série, t. V, p. 931, 1909).

1909[2].   —   Sur deux nouvelles sources de pinène (*Reprinted from original communications, eighth international con-gress of applied chemistry*, vol. XII, p. 211, 1909).

1912.   —   L'industrie résinière landaise : sa technique actuelle. (Extrait de *La Technique moderne*, p. 1, nᵒˢ de février et mars 1912).

1912. WALTER STILES (M.-A.). — The Podocarpeae (*Annals of Botany*, vol. XXVI, nᵒ CII, pp. 443 à 515, avril 1912).

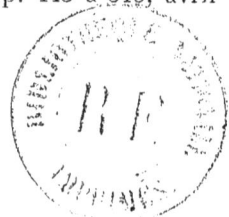

TABLE DES MATIÈRES

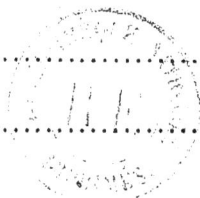

www.ingramcontent.com/pod-product-compliance
Lightning Source LLC
Chambersburg PA
CBHW050601210326
41521CB00008B/1068